## Über die Autoren

Alfred Marquart, geboren 1945 in Waibstadt bei Heidelberg, studierte in Heidelberg und Hamburg Geschichte, Politik, Germanistik und Philosophie, wurde Assistent an der Universität, dann Rundfunkjournalist. Derzeit arbeitet er beim Südfunk Stuttgart. Buchveröffentlichungen: «Glück zu verkaufen» (über Jugendliche und Werbung), «Wahrheit mit beschränkter Haftung» (über Massenmedien), «Ein Pudding für den Zaren» (Geschichten um berühmte Kochrezepte), «Über Kommissar Maigret» (die Lebensgeschichte des französischen Kriminalisten); außerdem Übersetzungen und Mitarbeit an Sammelbänden.

Herbert Borlinghaus, geboren 1943 in Heinsberg/Nordrhein-Westfalen, studierte Soziologie und Politikwissenschaft in München und Heidelberg. Seit 1970 arbeitet er als Journalist, seit 1979 Redakteur beim Süddeutschen Rundfunk.

Alfred Marquart
Herbert Borlinghaus

# Der Frauenarzt von Bischofsbrück

Roman

Band 1

Bearbeitet von
Jürgen T. Gottschling

Rowohlt

rororo tomate
herausgegeben von Klaus Waller

Veröffentlicht im Rowohlt Taschenbuch Verlag GmbH,
Reinbek bei Hamburg, November 1984

Umschlagentwurf:
Hanno Rink & Rita Mühlbauer
Satz Bembo (Linotron 202)
Gesamtherstellung Clausen & Bosse, Leck
Printed in Germany
580-ISBN 3 499 15449 8

Mondbeglänzte Zaubernacht,
Die den Sinn gefangen hält,
Wundervolle Märchenwelt,
Steigt auf in der alten Pracht!

Das war draußen. Wir hingegen saßen drinnen. Beim Rotwein. Haben uns unterhalten über Friederike Kempner, die Schwestern Brontë, die Gartenlaube und Eugenie Marlitt. Darüber, daß es ungerecht ist, daß diese großartigen Schriftstellerinnen keinen Literaturnobelpreis bekommen haben. Darüber, daß die Welt die Gesamtheit der Tatsachen, nicht aber der Dinge sei, daß dasjenige Bier, das nicht getrunken wird, eben seinen Beruf verfehlt habe. Über Satire, Arzt- und Frauenromane, triviale Geschichten, die Liebe und das Leben. Wir haben uns darüber unterhalten, daß Bert Brecht über Hedwig Courths-Mahler gesagt hat, wenn es sie nicht gäbe, müßte man sie erfinden. Und darüber, daß auch wir keinen Literaturnobelpreis bekommen haben. An diesem Abend hat die Geburtsstunde des jungen, sympathischen Frauenarztes von Bischofsbrück geschlagen.

Vater werden ist nicht schwer, Vater sein dagegen sehr.

Das sollten wir die Tage nach diesem Abend noch zu spüren bekommen. Kollegen und Sendeleitung halfen uns jedoch, Probleme zu beseitigen.

Die Produktion der «Minihörbilder» konnte gestartet werden und schon bald entwickelte sich daraus der bislang größte Erfolg von «Radio 3 Südfunk Stuttgart».

Eine Mannheimer Stadtzeitung brachte ein Interview mit dem Leiter der Elektrizitätswerke wegen des Zusammenbruchs der Stromversorgung morgens um 10 Uhr 15 und nachmittags um 17 Uhr 45. Der Ursache kam man bald auf die Fährte; Sendezeit Radio 3 – Der Frauenarzt von Bischofsbrück. Eine Elektrofirma frug in einem Fernschreiben an «Radio Bischofsbrück», ob die Sendezeiten nicht ähnlich wie beim Verkehrsfunk mit einer Kennung versehen werden könnten, damit nicht so viel Arbeitszeit mit dem Warten auf Dr. Borg vertan würde. Die Deutschen Jungdemokraten und – eine Woche später – die Junge Union gaben eine Presse-Erklärung heraus, in welcher die sofortige Freilassung Dr. Borgs gefordert wurde. Und nachdem Teile der Hörer erst mal verständnislos dem Treiben von Dr. Borg, Gräfin Retzlow, Künstler Klötzer, dem Pharmaboss Dr. h. c. Peschke, der Mutter Maria von den Heiligen Wassern, der Redaktion von Radio Bischofsbrück und aller anderer Beteiligten gegenüberstanden, wurde Radio Bischofsbrück von Hörerbriefen nachgerade überflutet. Sie alle waren – wie das von einer Hörerin zum Ausdruck gebracht wurde – «süchtig» nach den nächsten Folgen. Als sie nämlich merkten, daß auch aktuelle Ereignisse eine große Rolle in diesem Roman spielten, daß Hausbesetzungen, Nürnberger Justizskandal, Fußballweltmeisterschaft, Pharmaversuche und vieles andere auf durchaus unübliche Weise aufs Korn und auf die Schippe genommen werden.

Heilig und hoch versichern die Autoren, daß dies auch bei den weiteren Folgen und im zweiten Teil des Romans so sein werde und überhaupt alles «irre sinnig» ausgehen wird.

Die klassischen Muster des Genres durften – auch sprachlich – nicht fehlen: die Mafia hatte vorzukommen, die Kirche, die journalistische und andere Szenen, die oberen Zehntausend, die Bhagwan-Aussteiger, schöne Frauen, lüsterne Frauen, es hatte der von vielen Menschen als Tatsache erkannten Weisheit Rechnung getragen zu werden, daß die Begierden für die Menschen ein ach sehr großes Übel sind. Nicht ausschließen durften wir edle Ärzte, fromme Schwestern, böse Bosse, dümmliche Schreiberlinge, geldgierige Künstler, kurz: das Leben, wie es nun einmal ist und sich im Trivialroman spiegelt.

Ein Großteil des Hörspielerfolgs hatte freilich auch mit der Produktion zu tun: Dramaturgie, Geräusche und nicht zuletzt die Leistungen der Sprecher und der Technik haben eine wesentliche Rolle gespielt. Wir nehmen die Gelegenheit gern wahr, für alle Fans und als «Dankeschön» an die Beteiligten diese Mitarbeiter zu nennen – Namen solcher Personen, die uns als quasi lebendes Vorbild für Romanfiguren gedient haben, gibt es freilich nicht –; Ähnlichkeiten sind wie an dieser Stelle üblicherweise beteuert wird, zufällig und natürlich nicht beabsichtigt.

Regie führte Reinhard Zobel, mit bis zu fünfzig Bandschnipseln hantierten in der Technik K. Höness und Kristina Kaufmann. Erzähler war Gert Westphal. Dr. Borg: Klaus Barner; Gräfin Retzlow: Christine Davis; Dr. h. c. Peschke: Charles Wirths; Klötzer: H.-Helmuth Dickow; Emma Donner: Heidi Vogel; Der Pate: Wolfgang Reinsch; Anna Tortelloni: Donata Höffer; Dr. Fehler: E. A. Schepmann; Mutter Maria: Melanie de Graaf. Viel Spaß!

# I

Eine Tür schlug zu. Schritte entfernten sich im Gang. Eine Uhr tickte leise.

Betroffen hörte Frauenarzt Dr. Borg den sich schnell entfernenden Schritten nach. Er schüttelte den blondgelockten Kopf.

Nein, so was! dachte er still bei sich: Zwar wußte ich aus zahlreichen Veröffentlichungen um das Treiben von Vertretern der pharmazeutischen Industrie, erst in einem jüngst erschienenen Buch zweier österreichischer Fachleute las ich einiges darüber mit Verwunderung, aber daß ein solcher Ton bei ihnen herrscht, das erfüllt mich doch mit Erschrecken! Dr. Borg dachte an die Tage zurück, als er mit dem mageren Erbteil, das seine geliebte Mutter ihm hinterlassen hatte, seine erste eigene Praxis eröffnete. Hatte sie ihn doch auf dem Totenbette beschworen: «Bleib anständig, Julius, mache deiner sterbenden Mutter keine Schande! Auch dein Vater würde es nicht überwinden!»

«Aber wer ist mein Vater, Mutter? Wer? Wer hat meine Ausbildung bezahlt, seine schützende Hand über mich gehalten? Wer? So sprich doch!»

«Du wirst es erfahren, wenn er es selber wünscht . . . leb wohl, Julius! Denke an mich!»

«Mutter! Mutter!»

Dr. Julius Borg hatte sich am Totenbett seiner Mutter gelobt, den Versuchungen, denen er durch die pharmazeutische Industrie ausgesetzt werden würde, nie nachzugeben. Er wußte noch nicht, daß der Besucher, der ihn gerade verlassen hatte, der wichtigste Besucher seines jungen Lebens gewesen war. Daß am Ende eines langen und dornenreichen Weges für ihn die Liebe einer jungen Gräfin und ein erfülltes Leben in einem alten Försterhaus warten würden.

## 2

Zur gleichen Zeit wacht die junge Gräfin von Retzlow aus ihrem unruhigen Schlummer auf. Sie blickt auf den kleinen vergoldeten Wecker, den ihr Graf Retzlow, ihr Gemahl, eines Tages aus Paris mitgebracht hatte.

«Wie? Schon halb elf?»

Sie klingelt nach ihrem Stubenmädchen.

Die hübsche Annerose steht errötend neben dem Bett der jungen Gräfin. Schwarzgeringelte Locken fallen über die helle Stirn, rehbraune Augen blitzen, ein zarter Busen wogt.

«Frau Gräfin wünschen?»

«Ist mein Gemahl schon erwacht?»

«Herr Graf sind bereits seit mehreren Stunden nicht mehr im Schloß.»

Ein Schatten fliegt über das feingemeißelte Gesicht der jungen, charmanten Gräfin. Ihre Stimme wird etwas schärfer.

«Hat er nichts hinterlassen?»

«Diesen Brief hier.»

Hastig reißt die Gräfin das gerippte Bütten auf, ohne auf das Wappen derer von Retzlow zu achten, zwei goldene Hirschgeweihe auf rosigem Grund. Ihre feingliedrigen Hände entfalten den Briefbogen, den die ausdrucksvolle Schrift des Grafen vollständig bedeckt. Sie überfliegt die Zeilen und stößt einen Schrei aus.

Ohnmächtig sinkt sie zu Boden. Was mag ihr Gemahl ihr mitgeteilt haben?

## 3

Obwohl das erzbischöfliche Palais von Bischofsbrück nur einen Steinwurf weit vom Schloß derer von Retzlow entfernt liegt, hörte man dort den Aufschrei der Gräfin nicht. Der große Park, der das Palais umgab, in dem der Erzbischof, wenn die Sorgen für das seelische Heil seiner Schäflein ihn zu übermannen drohten, so gern spazierenging, schluckte jeden Schall. Und trotz der großen geöffneten Fenster hätte man an jenem Tag auch sonst nicht auf Geräusche von außen gehört ...

*Regie: Leise Kirchenmusik.*

Der Erzbischof lag im Sterben. Er hatte sich aufgeopfert für seine Gläubigen, früh gealtert, war sein geschwächter, asketischer Körper nicht mehr in der Lage gewesen, einer Grippe zu widerstehen. Eine Lungenentzündung war dazugekommen. Es ging zu Ende. Der Erzbischof hatte mit leiser, aber fester Stimme noch einen Wunsch geäußert: «Schickt Mutter Maria von den Heiligen Wassern zu mir!»

Mutter Maria von den Heiligen Wassern hatte jahrelang in Lourdes geweihtes Wasser der heiligen Quelle an die Gläubigen ausgeschenkt. Als sie ans Sterbebett des Erzbischofs eilte, flüsterte dieser lange mit ihr. Die Anwesenden, die kein Wort verstehen konnten, bemerkten nur, daß Mutter Marias Gesicht sehr bleich aussah, als sie sich zu ihnen umwandte. – Warum erbleichte Mutter Maria? Welches Geheimnis hatte ihr der sterbende Erzbischof anvertraut?

# 4

Dr. h. c. Gerd Rüdiger Peschke, Vorstandsvorsitzender der Sachse-AG, des größten Pharmakonzerns im Land, starrte aus dem riesigen Fenster seines Zimmers im siebzehnten Stockwerk auf den kleinen Dachgarten, in dem er sich gern mit seinen Sekretärinnen erging. Er kaute gerade gedankenverloren an seiner Zigarre, als ...

*Das Telefon klingelt.*

Hastig nahm er ab.

«Ja? Wer? Sie? Ich habe Ihnen doch oft genug gesagt, Sie sollen mich nicht direkt hier anrufen ... Niemand kennt diese Nummer außer meinen engsten Vertrauten! – Was ist los? – Erzählen Sie schon!»

Dr. h. c. Peschke schien höchlichst interessiert an dem, was er da erfuhr. Schweigend hörte er zu, unterbrach nur durch ein gereiztes Knurren oder ein barsches «Weiter!»

Wortlos legte er am Schluß auf. Er trat ans Fenster, nahm die Zigarre aus dem Mund und warf sie mit einer heftigen Gebärde auf den Boden.

«Verdammte Scheiße! Elender Kerl! Ausgerechnet du! Das wirst du mir büßen! Ich mach dich fertig, so wahr ich Dr. h. c. bin!»

Was hat den Industrieboss zu diesem Ausbruch veranlaßt? Und vor allem: was, um Himmels willen, hat das alles mit Gräfin Retzlow, Dr. Borg und Mutter Maria von den Heiligen Wassern zu tun?

## 5

*Regie: Ein Schuß, ein Aufstöhnen, ein schwerer Fall.*

Der Zimmerkellner findet im Wiener Luxushotel *Sacher* die Leiche des Grafen Retzlow. Der Graf, über vierzig Jahre älter als seine junge Frau, sitzt hinter dem Schreibtisch, vornübergebeugt, die eisgrauen Haare hängen über die edle Stirn, das schmale Aristokratengesicht ist zu einem letzten Lächeln verzogen. Blut tropft aus der Stirnwunde auf den teuren Perserteppich der Suite, die der Graf für eine Woche gemietet hatte – dankenswerterweise hat er vorausbezahlt. Die rechte Hand hängt lose herab, eine Duellpistole liegt auf dem Boden. Graf Retzlow ist tot. Wurde er ermordet? Hat er Selbstmord begangen? Ist eines der bisher beschriebenen Ereignisse daran schuld?

## 6

*Gräfin: Schreit auf.*

Ohnmächtig sinkt sie zu Boden. Der Brief entgleitet ihren schmalen, beringten Händen. Die hübsche Annerose, das Zimmermädchen der Frau Gräfin, bückt sich – nicht nach ihrer Herrin, sondern nach dem Brief. Sie überfliegt hastig die Zeilen:

«Mein über alles geliebtes Weib! Ich habe dir etwas Schmerzliches mitzuteilen. Wie du weißt, bin ich 42 Jahre älter als du. Das hat mich nie gestört, konnte ich dir doch ein Leben in Luxus und Wohlbefinden bieten. Aber ich habe ein heimliches Laster: der Kartentisch lockt. Böse Menschen haben mich verführt – ich komme vom Spiel nicht mehr los. Ich habe alles verspielt, was ich besitze. Wir sind verarmt. Das Gut derer von Retzlow gehört uns nicht mehr. Ich mache meinem Leben ein Ende. Wenn du diesen Brief in Händen hältst, bin ich bereits tot. – Mit freundlichen Grüßen Dein Gemahl.»

Die leichenblasse Gräfin schlägt die Augen auf. Hastig bückt sich Annerose, um ihrer Herrin aufzuhelfen. Die Gräfin flüstert: «Ist es wahr?»

Ein Schatten zieht über das hübsche Gesicht der Zofe.

«Es ist wahr, Frau Gräfin, Sie sind arm.»

*Gräfin: Seufzt und sinkt erneut zurück.*

Der teure Teppich, auf dem sie zusammengebrochen ist, wird bald nicht mehr ihr gehören. – Was wird aus dem Gut der Retzlows? Was geschieht mit der Gräfin? Wie wird Rettung?

## 7

Schon lange hatte sich Thomas Klötzer für das Gut derer von Retzlow interessiert. Der riesige Park, der sich zwischen dem Erzbischöflichen Palais und dem Gutshaus erstreckte, mit seinen gepflegten Rasenflächen, seinen jahrhundertealten Eichen, den fleißigen Lieschen, den üppigen Bougainvilles, eignete sich besonders dafür, Rasenzeichen zu setzen, große, tonnenschwere Gebilde, die Thomas Klötzer weltberühmt gemacht hatten. Hatte man den Künstler doch sogar ins ferne Timbuktu geladen, wo er eine begehbare Spiellandschaft geschaffen hatte, in kräftigen Farben, durchsetzt mit hohen Stahltürmen, auf denen klobige Kugeln, pralle Klötze, schwere Kuben saßen. In Bischofsbrück galt Thomas Klötzer als einer der großen Künstler der Gegenwart, den man überallhin rief, um seine Zeichen zu setzen. Klötzer suchte schon lange nach einem repräsantativen Bau für seine Kunstwerke, er hatte schon an die Engelsburg gedacht, aber die stand leider nicht zum Verkauf. Als er in der Bischofsbrücker Zeitung vom Verkauf des Gutes las, rieb er sich die Hände.

«Wunderbar! Genau das, was ich mir schon lange gewünscht habe! Ein Park für meine Kunst! Und vielleicht steht die schöne Gutsherrin mit zum Verkauf...»

Klötzer ließ sich seine stählernen Monumente teuer bezahlen, deshalb spielte Geld für ihn keine Rolle. Außerdem war er Vorsitzender des Vereins der künstlerischen Stadtzeichensetzer, einer Unterabteilung der IG Druck und Papier, und hatte als solcher Zugang zu den gesamten Bürgermeistern der Republik, was ihm manchen lohnenden Auftrag verschaffte. So geschah es, daß er sich eines Tages bei Gräfin Retzlow melden ließ ... «Würden Frau Gräfin mir gnädigst einige Minuten Gehör schenken? Ich habe Ihnen einen wichtigen Vorschlag zu machen ...» Welchen Vorschlag macht Künstler Klötzer Gräfin Retzlow? Gibt es eine Rettung für das Gut?

## 8

Dr. Borg hatte den unangehmen Zwischenfall bereits so gut wie vergessen, nur abends, wenn er sich, erschöpft vom Abtasten, Abhorchen, Ausschaben, zu einem kurzen, traumlosen Schlummer in die Einsamkeit seiner kleinen, aber luxuriös eingerichteten Junggesellenwohnung zurückzog, tauchte das wutverzerrte Gesicht des unverschämten Pharmavertreters manchmal vor seinem geistigen Auge auf, wenn der Tag, ehe er die Pforten des Schlafs durchschnitt, noch mal wie ein Film an seinem geistigen Auge vorbei abrollte.

Schlaftrunken murmelte er dann vor sich hin: «Was mag er von mir gewollt haben? Wie erklärt sich sein außergewöhnlich schlechtes Benehmen? Wie die ungewöhnliche Höhe seines Bestechungsversuchs? Habe ich doch von älteren Kollegen ganz andere, viel niedrigere Summen gehört, die abzulehnen eigentlich hätte viel leichterfallen müssen!»

Manchmal, an der Schwelle des Schlummers, erinnerte er sich an merkwürdige Worte seiner geliebten, viel zu früh verstorbenen Mutter, denen er keinen rechten Sinn unterlegen konnte:

«Vielleicht wird einmal die Versuchung an dich herangetragen – widerstehe ihr, mein geliebter Sohn! Dann hat meine aufopfernde Arbeit ihren Sinn gehabt, das Studium, das ich mir vom Mund abgespart habe, die gute Ausbildung, die ich dir unter Verzicht auf alles, was das Leben angenehmer machen kann, ermöglicht habe!»

Seine Mutter war tagein, tagaus im selben rauhen, abgewetzten Kleid herumgelaufen, aber das machte ihr nichts aus, als er, ihr ganzer Stolz, als Jahrgangsbester seinen Doktor gemacht hatte. Denn BaföG und andere neumodische Einrichtungen, die das Studium zum Spaziergang machen, gab es damals noch nicht. Was Dr. Borg nicht verstand, war nur der Satz, den seine Mutter damals gesprochen hatte: «Wenn ich dabei bedenke, daß die Versuchung von ihm ausgehen könnte ...»

Doch Erinnerungen an den Schwellen des Schlummers haben keine Kraft. So dachte sich Dr. Borg nichts dabei, als eines Abends das Telefon klingelte und ihn aus dem Schlaf schreckte ...

Wer rief an und warum? Wie wird das Schicksal weiter mit Dr. Borg umspringen?

## 9

Ehe wir uns mit diesem geheimnisvollen Anruf beschäftigen, müssen wir einen kleinen Ausflug in die Gefilde der hohen Politik machen, die ja hin und wieder auch auf den einfachen, braven Menschen ihre Auswirkungen hat. Bischofsbrück, bis dahin eine freundliche kleine Stadt, war durch den Zuzug linker Chaoten in den letzten Wochen und Monaten in eine Hölle für den ordentlichen Bürger verwandelt worden. Man fühlte sich an jene Zeiten erinnert, als vom Katheder der kleinen, aber feinen Universität die Revolution gepredigt wurde. Die Chaoten zerstörten Schaufensterscheiben, pöbelten Passanten an, alles unter dem Vorwand, Wohnungen zu suchen. Sie mißbrauchten das Demonstrationsrecht gröblichst für ihre bösartigen Ziele, wie die Bischofsbrücker Tageszeitung feststellte. So kam es, daß der Ministerpräsident des Landes eines Tages in kleiner Runde darüber zu hohen Polizeioffizieren, Staatsanwälten und Richtern sprach: «Bittschön, mißverstehen Sie dieses Gespräch nicht als Anweisung des obersten Mufti, wie unsere politischen Gegner es gern hätten, sondern als Beitrag zu eigenen Überlegungen. Was in Bischofsbrück geschieht, spottet jeder Beschreibung – langhaarige Wesen, auf die die für Menschen gemachten Gesetze wohl kaum anzuwenden sind, terrorisieren den Staat und die Stadt.» An dieser Stelle wurde der Ministerpräsident von einem jungen Richter, der ohnehin während der ganzen Rede kritisch dreingeblickt hatte, durch den Zwischenruf unterbrochen: «War ja bisher schon schwer genug, Ihnen zu folgen, jetzt versteh ich gar nichts mehr.» Der Ministerpräsident fauchte ihn mit der Frage an: «Haben Sie denn überhaupt Abitur?» und fuhr ungerührt mit seiner Rede fort. «Vielleicht ist die Justiz zu milde gewesen, vielleicht auch die Polizei, die man vor diesen Ratten schützen muß und den intellektuellen Schwätzern, die sich als ihre Wortführer aufspielen! Vielleicht sollte man mal ein Exempel statuieren, um den Terroristen und ihren Sympathisanten zu zeigen, daß der Rechtsstaat nicht mit sich spaßen läßt, daß das Recht noch etwas gilt, auch wenn die Linken meinen, sich auf irgendwelche Gesetze berufen zu können. Wehrhafte Demokratie! Meine Herren – wir sollten alles tun, um sie so zu zeigen. Alles!»

Was hat diese kurze Ansprache des Ministerpräsidenten mit dem geheimnisvollen Anruf zu tun, den Dr. Borg zu nachtschlafener Zeit erhält?

## 10

*Regie: Telefon klingelt.*

Schlaftrunken hob Dr. Borg den Hörer ab.

«Hier Borg, Gynäkologe und Frauenarzt, alle Kassen, Sprechstunde Dienstag bis Donnerstag 17 bis 19 Uhr, sonst nach Vereinbarung.»

Undeutlich vernahm er, ehe der Nebel seiner Müdigkeit sich langsam lichtete, die aufgeregte Stimme einer Frau am anderen Ende der Leitung.

*Regie: Annerose am Telefon, nicht zu erkennen, schlechte Leitung.*

«Herr Doktor, Herr Doktor, bitte helfen Sie mir!»

Hatte nicht der Eid des Hippokrates auch Dr. Borg zur Hilfe verpflichtet? Während die fremde Stimme ihm schilderte, warum er zu helfen habe, sprang er schon in die immer bereit liegenden Hosen und kreppbesohlten Schuhe.

«... wenn Sie die Blutung nicht stillen können, muß meine Freundin sterben! Ach, es ist so schlimm! Sie sagt, nur Sie könnten ihr helfen! Sie hat unbegrenztes Vertrauen zu Ihnen!»

«Und wohin soll ich kommen?» fragte Dr. Borg.

«Karl-Marx-Straße 17b, Hinterhaus, dritter Stock! Und bitte schnell!» Damit hing sie auf.

Dr. Borg, dem die Adresse merkwürdig bekannt vorkam, starrte einen Moment auf den Hörer, aus dem ein leeres Tuten klang. Dann schüttelte er den Kopf, wie um üble Gedanken zu verscheuchen, packte seine immer bereitstehende Arzttasche, hastete die Treppe hinunter, indem er mehrere Stufen auf einmal nahm, und sprang in seinen alten VW-Käfer Baujahr 63, den er seit zehn Jahren unfallfrei fuhr. Er gönnte seiner Wohnung keinen Blick mehr. Denn noch wußte er nicht, daß er nie mehr hierher würde zurückkehren können.

Was erwartet den Frauenarzt in der Karl-Marx-Straße 17b, Hinterhaus, dritter Stock?

## 11

*Regie: Quietschende Reifen. Jemand steigt aus einem Auto.*

Die Karl-Marx-Straße gehört nicht zu den bestbeleuchteten Straßen in Bischofsbrück. Dr. Borg erkannte kaum die Hausnummer 17b. Er mußte ein Streichholz anzünden, um sie lesen zu können.

*Regie: Hallende Schritte.*

Er durchquerte die Einfahrt des Hauses, um ins Hinterhaus zu kommen. Er stutzte: «Merkwürdig – keine Klingel!»

Die Eingangstür war offen. Er stieß sie auf –

– und stieg die baufälligen Treppen hinauf in den dritten Stock. An der Tür war ein großes Schild angebracht: «Sozialistisches Jugendzentrum Bischofsbrück.»

«Eigenartig», murmelte er, «daß man ausgerechnet mich hierherholt, habe ich doch keinerlei Verbindungen zur Jugendszene oder gar zum Sozialismus!»

Dr. Borg klingelte.

Niemand reagierte. Er klingelte nochmals. Als sich wieder nichts tat, klopfte er kräftig an die Tür. Wieder nichts. Der junge, sympathische Frauenarzt klopfte erneut. Von drinnen hörte er eine jugendliche Stimme:

«Is doch auf, Blödmann! Immer rein, hier wird nich geklopft!»

Dr. Borg öffnete die Tür. Sie führte in eine verwahrloste Wohnung, die man mit geringen Geldmitteln wohnlich einzurichten versucht hatte. Die Türen hatte man entfernt, so daß der Arzt mit einem einzigen Blick seiner geübten Augen die ganzen Räume übersehen konnte – etwa zwanzig junge Leute saßen, standen oder lagen herum, lasen, tranken, spielten Karten.

«Verzeihung, ich – äh –»

Dr. Borg war unsicher geworden. War das wirklich die richtige Adresse? Oder war er hier in etwas hineingeraten? Was waren das für Leute? Fragen, die allzubald beantwortet werden sollten.

## 12

«Da bin ich aber überrascht», meinte Dr. Borg, wurde jedoch am Weiterreden von durcheinanderschreienden Jugendlichen gehindert:

«Warum denn, Opa?»

«Nie ’n paar Typen gesehen?»

«He, Leute, schaut mal – was für ’n feiner Pinkel! Na, Opa, wie wär’s denn mit uns zwei?»

Einer der jungen Leute erinnerte sich dunkel an ihm im Elternhaus Beigebrachtes. Daß man nämlich zu Erwachsenen höflich zu sein habe: «Du hast wohl ’n Schuß durch den Socken – laßt ihn in Ruhe.»

Der junge Mann wandte sich, etwas verbindlicher, an Dr. Borg. «Sie müssen das verstehn, wir haben keine gute Zeit im Moment. Wenn irgendein Radaubruder ’ne Fensterscheibe einschmeißt, sind wir’s immer gleich gewesen.»

«Das ist sicher ’n Bulle!» wurde diese Rede jedoch im Chor unterbrochen.

«Quatsch nicht so blöd!» erwiderte darauf der Wohlerzogene.

Dr. Borg wurde immer verwunderter. Er betonte, er sei kein Polizist, nein, wirklich nicht.

«Haben Sie denn die Polizei zu fürchten?» fragte er in die Runde.

«Ich sag’s doch, Opa – wenn’s wo Bambule gibt, dann waren’s immer wir für die Bullen, ist doch klar?»

«Aber wenn Sie es nicht waren, das müssen doch die Gerichte feststellen können!» Davon war Dr. Borg fest überzeugt.

Die Jugendlichen lachten, jedoch war dieses Lachen, das ihm da entgegenschlug, kein fröhliches.

«Schon ’n Typ!»

«Guckt mal, er glaubt an ’n Rechtsstaat!»

«Spinner!» Die jungen Menschen konnten sich gar nicht beruhigen.

Dr. Borg wollte diese zweifelnden Worte nicht unwidersprochen lassen. Er hub gerade zu einer profunden Verteidigung des

Rechtsstaates an, als plötzlich laut an die Tür gepocht wurde. Alle schauten sich an. Wer mochte es sein? Und was hatte das alles zu bedeuten?

# 13

Wer mag das sein? fragte sich der junge Arzt. Die Jugendlichen schienen es zu wissen, denn sie packten schleunigst ihre Sachen.

«Aufmachen, Polizei!» tönte es. Weitere Schläge folgten.

«Die Bullen! Scheiße! Was ist denn jetzt wieder los?»

«Aufmachen! Oder wir schlagen die Tür ein!» Die Stimme vor der Tür wurde hörbar drohend.

Niemand schien jedoch der Aufforderung nachkommen zu wollen. Dr. Borg schüttelte den Kopf. Er schritt zur Tür, gegen die schon schwere Schläge dröhnten, und öffnete mit leichter Hand. Draußen standen etwa dreißig uniformierte Polizisten mit Maschinenpistolen im Anschlag. Dr. Borg verbeugte sich leicht. «Guten Tag, meine Herren. Das ist fein, daß Sie hier sind. Ich hatte ohnehin mit dem Gedanken gespielt, Sie rufen zu lassen. Stellen Sie sich vor, was ...»

«Das kennen wir schon!» unterbrach ihn rüde ein Herr mittleren Alters im Trenchcoat. Der Trenchcoat erinnerte an Humphrey Bogart. Sein Besitzer stieß Dr. Borg zur Seite und wandte sich an einen der Uniformierten: «Festnehmen!»

Dr. Borg protestierte laut: «Aber ich habe doch nichts getan! Ich bin doch unschuldig!»

«Das kennen wir schon!» wiederholte der Mann im Trenchcoat. Dr. Borg wurde gepackt, mit Handschellen versehen und in einen bereitstehenden Polizeiwagen geschleppt. Er sah, als er sich umdrehte, daß es den Jugendlichen aus dem Zentrum genauso ging.

Mit Sirenengeheul raste der Polizeiwagen in die Nacht.

Wieso? Hatte man Dr. Borg in eine Falle gelockt? Was würde man ihm vorwerfen? Wie würde er sich aus dieser unangenehmen Situation befreien können? Welcher Bürger hat schon gern mit der Polizei zu tun!

## 14

Dr. Borg war völlig verdattert. Er in einem Polizeiauto, gefesselt mit Handschellen – wenn das seine Mutter noch hätte erleben müssen! Einen Moment lang war er dem Schicksal dankbar, daß es ihr diesen Anblick erspart hatte, wenn ihn auch der frühe Tod der abgehärmten Frau und seine ungewisse Herkunft immer wieder quälten, auch in solchen Augenblicken, wo er mit seinen Gedanken hätte ganz woanders sein müssen. Aber es ist etwas Seltsames um das menschliche Herz. Es läßt sich nicht wie eine Straßenbahn auf Schienen einordnen. Nein, es schlägt frei. Dr. Borg wandte sich an einen der Uniformierten: «Wohin bringen Sie mich, bitte?» frug er höflich.

«Maul halten!» schnauzte ihn der Uniformierte an.

Dr. Borg war verstört. Stolz regte sich in ihm.

«Es gehört zu meinen Rechten als Staatsbürger, daß Sie mir sagen, was Sie mit mir vorhaben!» brauste er auf.

Der Uniformierte lachte höhnisch: «Es gehört zu Ihren Rechten als Staatsbürger, daß ich Ihnen auf die Rübe haue, wenn Sie nicht still sind!»

Diese in rüdem Ton vorgetragene Drohung, begleitet von einem freundlichen Klopfen auf den Gummiknüppel, ließ Dr. Borg verstummen. Die letzten Meter der Wegstrecke legte er schweigend zurück.

«Los, raus hier!» herrschte ihn ein Freund und Helfer an.

Dr. Borg torkelte aus dem Wagen, gestoßen von den Uniformierten. Er blickte sich um: hohe Mauern, Stacheldraht, vergitterte Fenster, Wachttürme und gleißendes Scheinwerferlicht.

Ich befinde mich unzweifelhaft in einem Gefängnis! dachte Dr. Borg halblaut.

Sollte er wirklich verhaftet werden? Und warum? Dr. Borg hatte doch nichts getan, oder?

## 15

Wir verlassen unseren jungen, so ungemein sympathischen Helden für eine kurze Zeit, um uns wieder in das chromglänzende Gebäude der Sachse-AG zu begeben, des größten Pharmariesen des alten Kontinents. Dr. h. c. Peschke, Aufsichtsratsvorsitzender, steckte sich gerade eine Zigarre an, als das Telefon klingelte. Mit einem ärgerlichen Grunzen nahm er ab.

«Ja?»

Er erkannte Anneroses Stimme am Telefon: «H. C.?»

«Selbst», knurrte Peschke.

«Das Schiff hat angedockt», meinte Annerose triumphierend. «Endgültig?» fragte hoffend Dr. h. c. Peschke.

«Für eine längere Reparatur.»

«Wie?» wollte er nun noch wissen.

Peschke, so schien es, war sich der Telefonleitungen im eigenen Haus nicht ganz sicher. Ab- und Mithörende jedenfalls würden mit Anneroses Antwort: «Es geriet in einen Sturm» sicher nicht viel anzufangen wissen. Er war's jedoch sehr zufrieden und verabschiedete sich mit einem kurzen: «Sehr gut, auf bald.» Das mysteriöse Gespräch schien Dr. h. c. Peschke sehr erheitert zu haben. Händereibend ging er, an seiner Davidoff Château Margaux, das Stück zu 25,60 DM, ziehend, auf seinem Dachgarten auf und ab. Was hatte das Gespräch zu bedeuten? Sollte es etwas mit Dr. Borg und seinem Schicksal zu tun haben?

# 16

Dr. Borg blickte verwirrt um sich, als man ihn in einen großen Raum führte. Drei Herren in schwarzer Robe, sichtlich Richter, saßen an drei Schreibtischen ältester Bauart. Vor jedem Schreibtisch stand eine lange Schlange Jugendlicher, bewacht von Polizisten mit entsicherten Maschinenpistolen. Vor den Richtern lag ein großer Stapel bedruckten Papiers. Sie nahmen stets ein Blatt davon herunter, blickten die Jugendlichen kurz an, notierten etwas und ließen sie wegtreten. Sie wurden aus dem Raum geführt, ohne daß man ihnen die Handschellen abnahm. Dr. Borg reihte sich in eine der drei Schlangen ein. Es dauerte nicht lange, und er stand vor seinem Richter.

«Name?»

«Julius Borg.»

«Beruf? Sozialarbeiter?» fragte der Richter griesgrämig – und war sich so sicher, daß er das schon fast zu Papier gebracht hatte, als Dr. Borg ihn unterbrach:

«Ich bin Frauenarzt», stellte er richtig.

Der Richter blickte ihn kurz verwundert an, schüttelte seinen Kopf und meinte dann: «Sie sollten sich was schämen.»

Nach dieser sibyllinischen Äußerung trug der Richter den Namen unseres Helden auf eines der bewußten Blätter ein. Es handelte sich, wie unschwer zu erkennen, um vervielfältigte Haftbefehle.

«Sie sind vorläufig festgenommen. Fluchtgefahr», meinte der Richter lapidar und stempelte das Wort «Fluchtgefahr» auf das Formular.

Als Borg fragte, weswegen man ihn festnehme, zeigte der Richter wortlos auf eine vorgedruckte Stelle des Formulars.

«Landfriedensbruch, Sachbeschädigung, Widerstand gegen die Staatsgewalt, Unterstützung einer terroristischen Vereinigung», las Dr. Borg verwundert. Er wollte eine weitere Frage stellen, aber der Richter winkte ab.

«Weiter! Ich hab keine Zeit zu verlieren. Unser Rekord steht auf 142 Haftbefehlen pro Stunde – wir wollen ihn heute brechen.

Wir peilen die Zweihunderter-Marke an.»

Dr. Borg wurde aus dem Raum geführt. Einen dunklen Gang entlang.

*Regie: Das folgende möchten wir mit Geräuschen versehen haben!*

Seine Schritte hallten in den Gängen. Gittertüren öffneten und schlossen sich. Schließlich stand er vor seiner Zelle. Ein Wärter öffnete die Tür, man stieß ihn hinein, die Tür schloß sich wieder. Dr. Borg sank seufzend auf seiner Pritsche zusammen.

Gefangen! Gefangen! Mutter, wenn du das wüßtest! Oder Vater, wer immer du auch seist, wenn du das mitansehen müßtest! sprach Dr. Borg – freilich eher zu sich selber.

Wird er dem Gefängnis entrinnen können? Aber wie? Mit wessen Hilfe?

## 17

Angewidert schob Dr. Borg den Blechnapf mit dem Mittagessen von sich. Er wünschte sich sehnlichst die Zeit zurück, wo man Gefangene nur mit Wasser und Brot verköstigt hatte und niemand in der Gefängnisküche auf die Idee gekommen war, eine Sauce Smetana herzustellen.

Ja, selbst an die Mahlzeiten in der Mensa der kleinen Universität von Bischofsbrück dachte er gern zurück: Wie unbeschwert war er damals gewesen, wie golden war ihm die Zukunft erschienen!

«Ach!» seufzte Dr. Borg. «Wie wird das enden?»

Er sonderte sich von den übrigen Untersuchungsgefangenen ab. Selbst beim Hofgang blieb er lieber allein. Die anderen achteten seine Verzweiflung. Bis sich eines Tages ein kleiner Italiener an ihn heranmachte und ihn ansprach.

«Hei, Dottore! Pst!»

Dr. Borg schüttelte den Kopf, wie um ein lästiges Insekt loszuwerden. Doch der kleine Italiener, ein flinker, wendiger Bursche namens Luigi, blieb standhaft:

*«Pst, dottore! Momentito?! Spetta!»*

Widerwillig blieb Dr. Borg stehen. Der Italiener schloß zu ihm auf. Die dunklen Augen funkelten vergnügt. Niemand hätte, wenn er ihn so sah, angenommen, daß Luigi seine Frau und ihren Liebhaber, die er in flagranti ertappt hatte, mit seinem Stiletto vom Leben zum Tode befördert hatte. Aber Luigi nahm das nicht weiter schlimm, stammte er doch aus Catania, und die Südländer sind, wie wir ja wissen, in dieser Beziehung besonders temperamentvoll. Luigi also wandte sich an den jungen sympathischen Frauenarzt: «*Dottore,* wenn Sie wollen – morgen Sie sind frei! *Libero, capisce?*»

«Frei?» stammelte Dr. Borg verwirrt. «Frei? Schon morgen? – Aber wie?» frug er flüsternd, als ihm Luigi bedeutete, doch leise zu sein. «Ganz einfach. Wir holen Sie heraus», meinte Luigi geheimnisvoll.

Dr. Borg wollte jedoch mehr wissen: «Wer ist wir?»

Luigi zögerte. Dann zuckte er die Achseln.

«Was müssen Sie wissen? Mächtige Freunde», ließ er so nebenbei fallen. Dr. Borg erstarrte.

«Doch nicht etwa ...»

Es blieb unausgesprochen, aber Luigi blinzelte ihn vergnügt an. Sollte Dr. Borg sich darauf einlassen? Oder sollte er der unerbittlichen Gerechtigkeitsliebe der deutschen Justiz vertrauen?

## 18

Dr. Borg hatte eine unruhige Nacht. Er schlief schlecht. Alpträume quälten ihn. Immer wieder fuhr er schweißgebadet von seiner unbequemen Pritsche auf, immer wieder hüllte er sich in die rauhe Gefängnisdecke und warf sie alsbald wieder von sich.

Er fühlte sich wie gerädert, als am Morgen die nackte Birne, die als einzige Lichtquelle in der spartanischen Zelle diente, ihr grelles Licht versandte. Er wusch sich hastig, rasierte sich notdürftig in einem halbblinden Spiegel, verrichtete sonstige hygienische Bedürfnisse in dem verschmutzten Klosett, das ohne Abdekkung inmitten der Zelle stand.

Und das mir, der ich doch als Arzt an peinlichste Sauberkeit gewöhnt bin! Wie schlimm ist doch ein Gefängnisaufenthalt für Angehörige gebildeter und gepflegter Schichten! dachte Dr. Borg bei sich und schüttelte sich vor Widerwillen. Die Tür zu seiner Zelle öffnete sich rasselnd, ein Wärter trat ein und schob ihm das Frühstück, bestehend aus Malzkaffee, einer trockenen Schnitte gesunden Vollkornbrots und dünnflüssiger Marmelade, vermutlich aus Johannisbeeren gewonnen, auf den wackligen Tisch.

Der Wärter knurrte: «Sie haben Besuch. In zehn Minuten hole ich Sie ab.»

Wer mochte das sein? Hatte Dr. Borg doch keine Verwandten mehr, seit seine Mutter früh dahingewelkt war; und sein Vater, den er nicht kannte, der aber seine schützende Hand bislang immer über ihn gehalten hatte, würde sich doch nicht ausgerechnet in der Stunde größter Erniedrigung seinem Sohn offenbaren. Oder doch?

## 19

Wortlos holte ein Wächter Dr. Borg in seiner Zelle ab. Er schloß sorgsam die Türen zu, um ein Entweichen auszuschließen.

«Sie haben zehn Minuten Zeit. Ich werde bei dem Gespräch dabeisein», sagte der Wärter. Es war klar, daß unerlaubte Kontakte, Austausch von Informationen und ähnliches dadurch vermieden werden sollten. Dr. Borg fragte sich vergeblich, wer es wohl sein würde, der ihn besuchte, hatte er doch keinen Menschen mehr auf der weiten Welt. Darum war er sehr verwundert, als der Wärter ihn ins Besuchszimmer geführt hatte. Eine dunkle Scheibe trennte ihn von seinem Besucher, den er nur schemenhaft als weibliches Wesen erkannte.

«Wer sind Sie?» fragte er verwundert. Die Antwort verwunderte Dr. Borg vollends:

«Ich bin Mutter Maria von den Heiligen Wassern.»

Was suchte die Vertraute des verstorbenen Erzbischofs im Gefängnis? Was wollte sie von Dr. Borg?

## 20

Dr. Borg hatte Mutter Maria von den Heiligen Wassern nie gesehen. Deshalb nahm er verwundert hinter der Scheibe Platz, die ihn von seiner Besucherin trennte.

«Zehn Minuten, mehr nicht!»

Dieser Hinweis war überflüssig. Der Wärter stellte sich ein paar Meter weiter weg, behielt Dr. Borg aber im Auge.

«Was wollen Sie von mir?» frug der junge sympathische Arzt.

Mutter Maria lächelte. «Sie haben jüngst ein Angebot ausgeschlagen», sagte sie mit leiser Stimme. «Sie sollten es annehmen. Es hat viel Mühe gekostet zu erreichen, daß es Ihnen gemacht wird.»

Dr. Borg war mehr als erstaunt. Mutter Maria forderte ihn auf, Luigis Ausbruchsversuch mitzumachen – sie, eine Schwester, eine Tochter der Kirche! Und dazu noch jemand, den er nie vorher gesehen hatte.

«Wer sind Sie?» Dr. Borg wollte nun doch etwas mehr wissen.

«Ich bin Mutter Maria von den Heiligen Wassern», ward ihm Antwort, doch damit war Dr. Borg noch nicht zufrieden.

«Das weiß ich. Aber welches Interesse haben Sie an mir? Weswegen geben Sie mir diesen Rat?»

Mutter Maria lächelte. Sie schüttelte den Kopf.

«Das werden Sie schon noch erfahren. Aber nicht heute.»

Sie erhob sich, nickte dem Wärter zu und richtete nochmals das Wort an Dr. Borg: «Wir sind fertig, mein Freund. – Und Ihnen rate ich, sich an das zu halten, was ich Ihnen gesagt habe! – Dann – auf baldiges Wiedersehen! Sonst ...? Wer weiß.»

Dr. Borg blieb ganz verdattert sitzen, als Mutter Maria von den Heiligen Wassern gegangen war. Er konnte sich nicht klarwerden, was das alles bedeutete. Sollte er nun gemeinsam mit Luigi ausbrechen oder nicht? Welche Rolle spielte Mutter Maria? Wie hatte sie von Luigis Plan erfahren? Steckte sie vielleicht sogar dahinter?

## 21

Dr. Borg war nicht der einzige, der sich fragte, wieso Mutter Maria sich um ihn kümmerte und in welcher Beziehung sie möglicherweise zu Luigi stand. Mutter Maria von den Heiligen Wassern hatte vom Bischofsbrücker Erzbischof auf dem Sterbebett ein Geheimnis anvertraut bekommen. Hinterher war sie nicht mehr dieselbe wie vorher.

Als sie in ihr Kloster zurückkehrte, war aus der stets fröhlichen, immer heiteren Mutter Maria, die ohne Lachen nicht leben konnte, ein ernster Mensch geworden, der sich in seine Zelle verkroch, nur noch, wenn es nicht anders ging, am Gemeinschaftsleben teilnahm und sonst seine Zeit mit Lesen und Nachdenken verbrachte. Eines Tages klopfte es an der Tür ihrer Zelle.

«Ich bin es, die Schwester Pförtnerin.»

«Was gibt's, Schwester Pförtnerin?» – Mutter Maria, allem

Weltlichen gegenüber abhold, ließ sich nicht gern beim Lesen von Traktaten stören.

«Da ist jemand, der sie sprechen möchte», vernahm die verwunderte Mutter Maria.

«Mich?»

Ein Mensch in Not! Da konnte Mutter Maria natürlich nicht nein sagen! Sie legte ihr Brevier aus der Hand und eilte in die Empfangshalle des Klosters. Dort stand eine tief verschleierte junge Frau.

«Sie wünschen mich zu sprechen?»

«Ich habe Ihnen ein Geständnis zu machen», schluchzte Annerose – um diese handelte es sich nämlich.

«Ich bin nicht berechtigt, die Beichte abzunehmen», stellte Mutter Maria jedoch erst mal prophylaktisch klar.

«Es handelt sich nicht um die Beichte.» Annerose fing an zu flüstern. «Es geht Sie an. Direkt.»

Was wollte die Zofe der Gräfin Retzlow von Mutter Maria von den Heiligen Wassern? Und was hatte das alles mit Dr. Borg und seinem geplanten Gefängnisausbruch zu tun?

## 22

Mutter Maria von den Heiligen Wassern nahm die junge, tief verschleierte Frau beim Arm: «Kommen Sie mit!»

Sie führte sie in ihre Zelle, bot ihr den einzigen Stuhl im karg ausgestatteten Raum an. Die junge Frau schluchzte und versuchte vergeblich, die Tränen mit dem Schleier zu trocknen. Mutter Maria sah den Versuchen eine Zeitlang still zu, dann reichte sie ihr ein sauberes Taschentuch aus schlichtem weißem Linnen. «Vielleicht sollten Sie ihr Gewissen genauso von Schmutz befreien wie Ihre Nase?»

Mutter Maria verstand stets, mit einem Scherzwort die Atmosphäre aufzulockern, so auch in diesem Fall. Die junge Frau kämpfte mit den Tränen.

«Ich habe Schlimmes getan!» krampften sich die Worte aus dem Schluchzen hervor.

«Sonst wären Sie nicht hier», erwiderte Mutter Maria mit warmer Stimme. Welcher Gegensatz – hier die junge Frau, aufgewühlt durch unbekannte Schuld, dort die ältere Frau, in sich selbst ruhend, Sicherheit ausstrahlend, die andere, unsichere aufrichtend.

«Was haben Sie mir zu sagen, mein Kind?»

«Ich habe jemanden unschuldig ins Gefängnis gebracht.»

Mutter Maria wurde nicht ungeduldig, hatte sie doch gelernt, zu schweigen und zuzuhören. Nun schwieg jedoch Annerose auch.

So frug sie: «Wen?»

Annerose hauchte: «Dr. Borg.»

Mutter Maria von den Heiligen Wassern erbleichte. Nicht so stark wie damals, als der sterbende Erzbischof ihr sein Geheimnis anvertraut hatte, aber fast. Die junge Frau schien es nicht zu bemerken.

«Er –» glaubte Annerose sich entschuldigen zu müssen – «er hat mich dazu gezwungen. Nein, überredet. Ich hätte nicht ja sagen sollen.»

«Und warum kommen Sie zu mir?»

Mutter Maria vermochte sich das nicht vorzustellen, jedoch: «Er – er hat mir auch erzählt, daß Sie ...»

Annerose wurde nunmehr von einem fast barschen «Schweigen Sie» Mutter Marias unterbrochen.

Was hatte Mutter Maria derart aus der Fassung gebracht, daß sie fast die Contenance verloren hätte?

Wer war «er»? Und was wußte er? In welcher Beziehung stand er zu Mutter Maria? Warum hatte er Dr. Borg ins Gefängnis gebracht?

## 23

«Ich bin bestürzt. Was kann ich tun?»

Händeringend antwortete Annerose auf Mutter Marias geflüsterte Frage: «Helfen Sie – helfen Sie ihm! Er ist unschuldig!»

«Wer sind Sie?» wollte Mutter Maria nun denn aber doch wissen.

Annerose aber wich aus: «Sie werden es rechtzeitig erfahren.»

Mutter Maria von den Heiligen Wassern reichte ihr die Hand. Aber die junge Frau zögerte ...

«Mir? Einer schuldig gewordenen?»

«Sie haben bereut. Darf ich sagen: Du hast bereut?» ward ihr von Mutter Maria Trost.

Die junge Frau brach hemmungslos schluchzend zusammen. Es war zuviel für sie. «Das ist zuviel für mich! ... Ich verspreche Ihnen, ich werde über ihn wachen – er wird keine Macht mehr über ihn bekommen!»

«Wir werden, mein liebes Kind, gemeinsam über ihn wachen.» Mit diesen Worten reichte ihr Mutter Maria nochmals die Hände. Diesmal griff die junge Frau zu. Sie lächelte unter Tränen.

«Doch jetzt verlaß mich. Ich muß einen wichtigen Anruf tätigen.» Mutter Maria wirkte plötzlich sehr hektisch und aufgeregt. Wen mußte sie jetzt anrufen? Und warum?

## 24

Der einzige Fernsprechapparat des Klosters stand in der Eingangshalle. Mutter Maria von den Heiligen Wassern mußte lange wählen, ehe die Verbindung zustande kam. Am anderen Ende der Leitung schien niemand abzunehmen. Es dauerte einige Zeit, ehe sie sich melden konnte, nervenzermürbende

Minuten. *«Sì? Sono madre Maria delle acque sante, di Bischofsbrück. Voglio parlare colla Madre Maddalena. Sì – spetto.»*

Mutter Maria mußte wieder längere Zeit warten, dann war die gewünschte Partnerin am Apparat. Eine lange und heftige Diskussion schloß sich an, von Mutter Maria in fließendem, aber schlechtem Italienisch geführt. Sie sprach schnell, so daß der Beobachter kaum etwas hätte verstehen können. Das Wort «Mafia», das ein- oder zweimal zu fallen schien, kam wohl von Mutter Marias schlechter Aussprache her. Schweißgebadet legte Mutter Maria von den Heiligen Wassern nach einer guten halben Stunde wieder auf. Ihr Gesicht war versteinert. Sie wählte erneut.

«Hallo? Bitte, schicken Sie ein Taxi ins Kloster. – Ja, danke, ich warte vor der Tür.»

Mutter Maria wappnete sich mit Geduld, aber es dauerte nur einige Minuten, da bog ein schnittiger Wagen um die Ecke, ein freundlicher Fahrer öffnete ihr die Tür und frug sie nach ihrem Ziel.

Mutter Maria antwortete: «Ristorante *Venezia.*»

Der Fahrer pfiff durch die Zähne.

«Donnerwetter! Ich hab's immer gewußt, die Kirche weiß, wo's schmeckt!»

Mutter Maria war erstaunt. «Ist das ein großes Restaurant?»

«Von den italienischen das beste!»

Mutter Maria schüttelte verwundert das Haupt. – Was hatte das zu bedeuten? Was wollte Mutter Maria in einem erstklassigen italienischen Restaurant?

## 25

Der Fahrer öffnete Mutter Maria von den Heiligen Wassern freundlich den Türschlag. Mutter Maria betrat mit einigem Kniezittern das Restaurant. Die Einrichtung war luxuriös. Weiche, tiefe rote Teppiche, gedämpftes Licht, das von vergoldeten Kandelabern an der Wand kam, dicke, flackernde Kerzen auf den mit feinstem Silber und dünnstem Linnen gedeckten Tischen, ihr Flackern widerspiegelte sich im dünnen Glas der eleganten Weinschalen. Geschäftig eilten befrackte Kellner hin und her, kein lautes Wort war zu hören, gedämpfte Unterhaltung, das Knallen von Spumante-Korken, ein leichter Knoblauchgeruch lag in der Luft.

Ein besonders herausgeputzter Kellner, sichtlich der Ober, trat auf Mutter Maria zu. Mochte er auch verwundert sein, eine Nonne in seinem Restaurant zu finden, so ließ er sich doch nichts anmerken.

«Sie haben reserviert, ehrwürdige Mutter?»

Mutter Maria vernahm die korrekte Anrede mit Freuden, zeigte sie doch, daß der Oberkellner über eine gründliche und zudem katholische Schulbildung verfügte.

«Nein, ich habe nicht reserviert», antwortete sie mit fester, aber kaum vernehmbarer Stimme.

«Wir werden sehen, was sich machen läßt. Moment.» Er blickte suchend im Raum umher. «Der kleine Tisch in der Ecke ist noch frei! Wenn es Ihnen recht ist, ehrwürdige Mutter?»

Mutter Maria nickte.

Der Kellner führte sie zu einem kleinen Tisch, der nur für eine Person gedeckt war. Er rückte ihr den Stuhl zurecht.

Mutter Maria nahm Platz. Ein Fingerschnalzen, und einer der jüngeren Kellner brachte die geschmackvoll in Büffelleder gebundene Karte, deren Vorderseite ein kleines stilisiertes Bild der Rialto-Brücke in Venedig zierte.

«Einen Aperitif, ehrwürdige Mutter?»

«Nein, danke. Wenn Sie ein Mineralwasser haben . . .»

Ein erneutes Fingerschnippen und ein anderer Kellner

brachte eine kleine Flasche sprudelnden Mineralwassers. Ein dritter fuhr einen chromblitzenden Wagen an sie heran, gefüllt mit den Köstlichkeiten italienischer Gärten und Felder: kleingeschnetzelte Zucchini in delikatem Knoblauchöl, Auberginen mit Käse und Schinken gefüllt, zarte Peperoni, Salat aus den verschiedensten Meeresfrüchten, winzige Zwiebeln, in Öl geschmort und mit Zucker glasiert, Mozzarella und Tomaten, gemeinsam mit Basilikum zu einem kleinen Koch-Kunstwerk vereint.

*«Antipasti si vuole?»*

Mutter Maria von den Heiligen Wassern trank einen Schluck Mineralwasser und nickte.

*«Lascio a lei»*, sagte sie. Der Kellner war verblüfft.

*«Parla italiano?»* fragte er. Mutter Maria nickte.

Was sollte sie von den Vorspeisen nehmen?

## 26

Der Oberkellner füllte einen eleganten weißen Porzellanteller, den nur eine goldene Dogenmütze zierte, mit winzigen Portionen der kleinen Köstlichkeiten. Er placierte den Teller vor Mutter Maria.

«Guten Appetit, ehrwürdige Mutter. Haben Sie noch einen Wunsch?»

«Ich», Mutter Maria blickte dem Mann fest in die Augen, «ich möchte Don Salvatore sprechen.»

Der Oberkellner erbleichte, nur ein wenig, aber es entging den scharfen Augen Mutter Marias, die menschliche Schwächen in geringsten Nuancen zu erkennen gewohnt waren, nicht.

«Don Salvatore?» fragte der elegante Oberkellner, wobei er das Don besonders betonte.

«Ich denke, der Besitzer dieses Restaurants heißt so?» spielte

Mutter Maria die Unschuldige. Die Farbe kehrte ins Gesicht des Oberkellners zurück.

«Sie meinen Signore Calamari? Ich werde sofort nachsehen, ob er da ist.» Womit er das Weite suchen wollte.

«Sagen Sie ihm bitte», hielt Mutter Maria ihn zurück, «daß eine Bekannte von Maddalena ihn zu sprechen wünscht. Das wird sein Dasein beschleunigen.»

Der Oberkellner konnte Mutter Marias feine Ironie nicht verstehen. Er eilte, so schnell es seine Distinguiertheit zuließ, durch eine mit «Privat»-Schild versehene Tür.

Mutter Maria lächelte ihm nach. Während sie einige der Antipasti probierte und anerkennend nickte, dachte sie:

Sie verstehen es, mit den Gottesgaben umzugehen!

Mutter Maria hatte kaum ein paar Bissen genommen, als der Oberkellner einen kleinen, dicken Herrn an ihren Tisch führte: Nadelstreifenanzug, dunkelblaue Krawatte, ebensolches Einstecktuch, schwarze Schuhe mit weißem Ledereinsatz, reichberingte Hände, eine riesige Perle als Krawattennadel. Das runde Gesicht schien alterslos, ein kleiner schwarzer Schnurrbart verlieh ihm so etwas wie Konturen, kleine, stechende Augen, ein schmaler Mund, keine Nase, dafür aber drei Kinne. Die Glatze glänzte wie poliert.

«Sie wünschten mich zu sprechen?» begann er unsicher.

Sein Deutsch war fast akzentfrei. Mutter Maria blickte ihn neugierig und prüfend an.

«Ja, ich wünschte Sie zu sprechen.»

«Sie sind eine Bekannte von Maddalena?» Worauf er sich spürbar keinen Reim zu machen in der Lage war.

Mit einer lässigen Handbewegung, bei der die Ringe an seinen dicklichen Fingern aufblitzten, schickte er den Oberkellner weg.

«Sie sind selbstverständlich mein Gast», meinte er jovial. «Ich habe in der Küche angewiesen, Ihnen mein Spezialmenu zu bereiten. Nachher können wir sprechen. Ich hoffe, Sie schlagen die Einladung nicht aus?»

Mutter Maria machte aus ihrem Herzen keine Mördergrube.

Hätte sie doch gern häufiger gut gegessen, als ihr das im Kloster möglich war.

«Ich kann es mir nicht leisten, solche Einladungen auszuschlagen. Und außerdem – wenn ein Essen so vorzüglich ist wie dieses, warum sollte ich?»

## 27

Don Salvatore verbeugte sich und verschwand wieder. Was wollte Mutter Maria von ihm – was wußte sie über ihn?

Nach dem köstlich zubereiteten Filetto infernale kam der Kellner und fragte: *«Desidera un cafè, madre?»*

*«Un espresso doppio, per favore.»*

*«Un digestivo?»* fragte der Kellner, und sintemal sie ein leichtes Nervenflattern in ihrem Innern zu spüren begann – stand ihr doch ein schwieriges Gespräch zu führen bevor –, bestellte sie *«Un cafè, un cent' erbe»*, hatte sie doch irgendwo einmal gelesen, daß Hochprozentiges in Maßen genossen die reine Medizin gegen vielerlei Unbill sei.

Der junge Kellner entfernte sich. Mutter Maria von den Heiligen Wassern lehnte sich zurück und schloß die Augen. Immer so leben können, dachte sie, aber sie verscheuchte die Gedanken sofort wieder, denn sie wußte, sie könnte nicht immer so leben, denn die Sorge um den Mitmenschen war die Aufgabe, der sie ihr Leben geweiht hatte. Mit einem Seufzer beugte sie sich wieder vor, als der junge Kellner den Kaffee und sie mit ihren Gedanken wieder auf die profanen Dinge des Lebens brachte.

*«Cent' erbe, cafè, prego, madre.»*

Mutter Maria schlürfte dankbar das heiße Gebräu und nippte vorsichtig an dem giftgrünen Schnaps aus hundert Kräutern. Er verbrannte ihr fast die Zunge, aber er beruhigte sie und bereitete sie auf die Aufgabe vor, die ihrer harrte. Es würde nicht leicht werden, vor allem nicht für sie, aber sie vertraute auf ihr Geschick. Und schließlich: Das Lebensglück eines jungen Menschen hing daran. Dafür wollte und würde sie viel tun. Der Oberkellner trat wieder an ihren Tisch.

«Signore Calamari erwartet Sie, ehrwürdige Mutter.»

Mutter Maria ließ sich von ihm in die Privaträume geleiten. Er öffnete die Tür für sie und ließ ihr den Vortritt. Mutter Maria von den Heiligen Wassern zögerte einen Moment, dann trat sie festen Schritts ein. Die Tür schloß sich hinter ihr. – Wie würde es ihr ergehen? Was wollte sie von Salvatore Calamari? Und: würde er ihre Wünsche erfüllen können?

## 28

Mutter Maria blickte sich in Salvatore Calamaris Büro um. Es war funktionell eingerichtet. Die Möbel von einer zweifellos teuren Möbelfirma strahlten Kälte aus. Nur in einer Ecke konnte so etwas wie Gemütlichkeit entstehen: eine Sitzgruppe, ein kleiner Tisch, ein Ölbild mit einer Kanalansicht aus Venedig.

«Rio San Fermin. Dort bin ich geboren. Kein gutes Viertel», erinnerte Calamari sich hörbar ungern.

Während einer Armbewegung, sowohl in Richtung Ölbild als auch vage in Richtung Sitzgruppe, richtete er das Wort an Mutter Maria von den Heiligen Wassern: «Nehmen Sie Platz.»

Sie setzte sich langsam, ohne Calamari aus den Augen zu verlieren. Ihr fester Blick schien ihn nicht zu stören.

«Rauchen Sie?»

Mutter Maria schüttelte den Kopf.

«Haben Sie etwas dagegen, wenn ich rauche?» fragte Don Salvatore weiter.

Er zündete sich eine Zigarette an und kam zur Sache: «Nun zum Geschäftlichen. Was wollen Sie von mir?»

«Hilfe, Don Salvatore», antwortete sie schlicht.

Calamari blickte auf, als Mutter Maria das Wort «Don» so besonders betonte. Seine Augen wurden noch schmaler. Er stieß heftig den Rauch seiner Zigarre aus.

«Man nennt mich normalerweise Signore Calamari, oder, Madre, wenn Sie wollen: Salvatore.»

«Maddalena erzählte mir, daß Sie hin und wieder auch Don genannt werden wollen.»

Eine lange Pause entstand. Calamari lehnte sich zurück und überlegte. Langsam brach es aus ihm heraus: «Lassen Sie Maddalena aus dem Spiel!»

«Das ist zu spät. Sie haben Sie selber mit hineingezogen.»

«Das ist lange her», versuchte Calamari abzulenken.

«Sie hat es nicht vergessen.»

«Ich auch nicht.»

«Ich habe es nicht anders erwartet», und nach einer kurzen Pause sprach Mutter Maria weiter, «die Mafia hat auch nichts vergessen.»

Calamari sprang aus seinem Sessel auf. Er wurde knallrot, die Adern an der Stirn schwollen an, aber er sagte nichts. Er ging ein paarmal heftig im Zimmer auf und ab, dann setzte er sich wieder und sagte ganz ruhig, so als ob nichts geschehen sei: «Ich weiß nicht, wovon Sie reden.»

Mutter Maria von den Heiligen Wassern in einer Mafia-Zentrale? Unvorstellbar – und doch wahr! Was wollte sie dort erreichen?

# 29

Calamari zündete sich eine Zigarette an. Die Hand mit dem Streichholz zitterte leicht, während er forderte: «Nehmen Sie in meiner Gegenwart nicht noch einmal das Wort ‹Mafia› in den Mund. Es könnte für Sie und für mich gefährlich sein.»

«Wie für die arme Maddalena», entgegnete Mutter Maria.

Calamari unterbrach: «Die in Sicherheit ist. Auch die ehrbare Gesellschaft hat Respekt vor der Kirche.»

Nach diesen Worten ging er unruhig im Raum hin und her. Seine Stimme nahm an Schärfe zu.

«Sie glauben nicht, wie mich das quält – das mit Maddalena. Aber ich kann es nicht mehr ändern. Ich habe getan, was ich konnte. Ich habe immerhin ihr Leben gerettet.»

«Sie hätten sie», auch Mutter Marias Stimme wurde scharf, «nicht mit hineinziehen müssen.»

«Sicherlich nicht. Aber deshalb sind Sie nicht hier. Was wollen Sie von mir?»

Mutter Maria schloß für einen kurzen Moment die Augen. Jetzt kam der schwierigste Teil ihrer Mission.

«Ich möchte, daß Sie für mich jemand aus dem Gefängnis holen.»

Es war heraus. Calamari verschluckte sich fast am Rauch seiner süßlich duftenden amerikanischen Zigarette, und hüstelte: «Das geht nicht.»

«Hier stehe ich, ich kann auch anders», drohte nun Mutter Maria von den Heiligen Wassern und erinnerte ihn: «Sie tun es nicht zum erstenmal.»

Jetzt, wo sie alles gesagt hatte, kam eine wunderbare Ruhe über Mutter Maria. Sie fühlte sich befreit und meinte eiskalt: «Ich weiß, daß Sie es können. Sie sind mächtig genug. Sie haben die Organisation hinter sich.»

Calamari schwieg. Mutter Maria schwieg. Eine große Pause entstand.

Calamari sah Mutter Maria lange an.

«Sie tun damit ein gutes Werk», unterbrach Mutter Maria das

Schweigen in der Hoffnung, der Appell an das Gute in ihm würde seine Entscheidung zu ihren Gunsten beeinflussen.

Calamari lachte jedoch hysterisch.

Mutter Maria unterbrach ihn nicht. Sie wartete, bis wieder Ruhe eingekehrt war und sagte leise: «Maddalena hat mir gesagt, daß Sie kein schlechter Mensch sind.»

«Glauben Sie ihr nicht alles, was sie sagt.» Und dann brach es wie eine Naturgewalt aus ihm heraus: «Was heißt das, ein guter Mensch, ein schlechter Mensch? Schauen Sie mich an! Ich habe gemordet! Jawohl, mit diesen gepflegten Händen! Ich habe sie benutzt, um mit scharfen Messern fremde Hälse aufzuschlitzen! ‹Don Funghi› nannte man mich damals, weil ich die Hälse so schnell und so dünn zerschnitt wie einen Pilz! Es war die einzige Chance für mich, dem Elend zu entkommen, der schmutzigen Kammer voller Kakerlaken, in der ich lebte, gemeinsam mit meiner Mutter und meinen siebzehn Geschwistern! Und Sie sagen, ich sei ein guter Mensch! Und Sie denken, ich helfe Ihnen! Ha!»

Wird Salvatore Calamari Mutter Maria helfen?

## 30

Calamari brauchte lange Zeit, sich nach dieser Aufregung wieder zu beruhigen. Er setzte sich und warf die Zigarette, die er bei seinem Ausbruch in seiner reichberingten Hand zerdrückt hatte, in den goldenen Aschenbecher mit Marmorimitation, der auf dem kleinen Louis Quatorze-Tischchen stand.

«Und wie stellen Sie sich meine Hilfe vor?» fragte er.

Mutter Maria strahlte die ruhige Sicherheit eines in sich gefestigten Menschen aus, als sie mit starker Stimme sagte: «Ganz einfach: Sie holen ihn raus.»

Calamari ging zum Telefon, hob ab, wartete einen Moment, drückte ein paarmal heftig auf die Gabel.

*«Giannino? La lista, ma pronto, ho fretta!»*

Calamari deckte die Muschel mit einer Hand ab und wandte sich kurz an Mutter Maria:

«Wir werden sehen, madre.» – Dann wieder ins Telefon: *«Sì? Senti – c'è un prigioniere ...»*

Ruhig hörte er einige Zeit auf das, was am anderen Ende der Leitung gesagt wurde. Es schien ihn zu befriedigen, denn mit einem: *«Grazie!»* legte er auf, dem die Freude anzumerken war. Er wandte sich zu Mutter Maria um.

«Es gibt einen von uns, der auch im Gefängnis ist. Luigi Tortelloni. Er ist ein guter Junge. Er hat nichts Schlimmes getan, seine Frau hatte einen *Cicisbeo*, einen Liebhaber, er hat sie – na ja, was man dann tut.»

«Aber er ist ein lieber Junge?» fragte Mutter Maria zaghaft.

«Würden Sie nicht den Liebhaber ihres Ehepartners umbringen?»

«Die Frage stellt sich nicht für mich.»

Calamari war einen Moment lang verwirrt. Dann lachte er und wischte die Bemerkung mit seiner fetten rechten Hand weg wie eine lästige Fliege.

«Tut nichts zur Sache. Jedenfalls: Luigi ist im selben Gefängnis, im selben Trakt, wie ich vermute. Wir haben Kontakt zu ihm, wie Sie sich denken können. Wir holen ihn raus. Ihr Schützling kommt dabei mit.»

Er sagte das, wie wenn es nichts wäre. Einen Moment lang war Mutter Maria gerührt, wollte mehr sagen, brachte aber nur ein schüchternes «Danke» heraus.

«Ich tue es für Maddalena, das wissen Sie», erwiderte Calamari.

Mutter Maria schluckte. Hinter der eiskalten Fassade des Mafia-Bosses von Bischofsbrück schlug also doch ein menschliches Herz, ein fühlendes, leidendes Herz, das sich quälte in seiner Schuld! Sie stand auf und sagte mit warmer Stimme: «Ich danke Ihnen. Sie haben viel getan.»

Sie reichte ihm die Hand. Zögernd nahm Calamari sie.

«Reden Sie ihm gut zu, es ist nicht leicht, jemand da rauszuholen! Er muß mitmachen, zweimal können wir es nicht versuchen!»

So geschah es, daß Mutter Maria den jungen Arzt zur Flucht überreden wollte. Aber würde Dr. Borg auch annehmen?

## 31

Thomas Klötzer hatte sich an diesem Morgen ein wenig das Gesicht gepudert. Er sah etwas jünger aus, als man ihn für gewöhnlich einschätzte. Den Park des Retzlowschen Gutes, das er ja zu erwerben trachtete, hatte er, vom Hauptportal herkommend, betont langsam durchschritten. Der Gräfin, die er hinter einem Vorhang der vielen Fenster vermutete, wollte er den Eindruck betonter Gelassenheit vermitteln. Doch die Gräfin, die tatsächlich ihren morgendlichen Besucher durch einen Vorhangspalt beäugte, dachte bei sich: Mein Gott. Er soll Künstler sein? Er sieht eher aus wie ein kaufmännischer Angestellter.

Die Gräfin wußte Männer einzuschätzen. Und so war ihr denn auch bereits nach wenigen Minuten des Gesprächs nicht verborgen geblieben, daß Thomas Klötzer nicht nur am Erwerb ihres Gutes interessiert war – was ihre finanzielle Lage zum Guten wenden würde –, sondern daß ihn ein nicht minder großes Interesse an ihrer Person bewegte. Sie merkte, wie seine feurigen Augen ihr locker gekämmtes Haar entlangglitten, über ihr Dekolleté huschten und verschämt zur Seite sahen, als sie nach einem Schluck aus dem Sherryglas zu ihm herüberblickte. Er begann, völlig unvermittelt und ohne vorher über den Kaufpreis des Gutes mit ihr verhandelt zu haben, einen Traum zu erzählen: «Ich finde mich in der Wüste. Es ist unerträglich heiß. Schleppe meine riesigen bunten Klötze, versuche sie – ohne jede Hilfe – zu einer Struktur zu legen. Aber sobald ich einen Klotz an seinen

Bestimmungsort geschafft habe, nach unendlichen Mühen, bröselt der Sand, rieselt, wird einmal zum Loch, ein andermal zum Haufen und verschüttet meine Klötze. Ich beginne fieberhaft zu buddeln, versuche den Sand aufzuhalten, beginne mit meinen Klötzen Türme zu bauen – doch auch sie versacken im Sand, verschwinden – lassen sich nicht zurückholen. Der Schweiß rinnt über meinen Körper. Mein letzter Klotz – Gräfin – es bleibt mir mein letzter Klotz. Ich werfe mich auf ihn, klammere mich fest, versuche ihn zu halten, auf den Range Rover zu zerren. Meine Kräfte lassen nach – ich versinke, versinke, meinen Klotz im Arm, im Sand – während am Horizont – pinkrot – die Sonne steht und eine Frauenstimme von irgendwo her laut lacht.»

«Mein Gott, bester Klötzer. Das ist ja grausam. Ich verstehe wenig von Psychologie – aber Sie müssen etwas für sich tun. Darf ich Ihnen einen Vorschlag machen?»

Welchen Vorschlag macht die Gräfin dem wirr träumenden Künstler Thomas Klötzer? Beginnt hier eine Beziehung, die der Traum des Künstlers bereits vorweggenommen hat? Oder empfiehlt die Gräfin lediglich ein Psychopharmakon?

## 32

«Sie müssen etwas für sich tun, mein bester Klötzer. Kommen Sie mit mir nach Indien – in den Ashram des Bhagwan Haschi Brabesch.»

«Ich bin Künstler, Gräfin. Solche Trips – entschuldigen Sie – sind doch wohl eher etwas für Journalisten mit Potenzproblemen.» Wobei Klötzer lautstark lachte.

Die Gräfin jedoch, die sich mit Männerseelen recht gut auskannte, wußte diese Antwort Klötzers als typische männliche Abwehrhaltung zu interpretieren. Sie wußte, daß dieser Phase der Koketterie bald eine zweite Phase folgt, die man als Phase der versteckten Neugier bezeichnen könnte. So erzählte sie denn sehr offenherzig:

«Ich liebe Bhagwan Haschi Brabesch.»

Bei diesen Worten fuhr Thomas Klötzer ein wenig zusammen. Er kippte den Inhalt seines vollen Sherryglases in den Mund und stellte es, während er in kurzen Schlückchen den Alkohol durch seine trockene Kehle rinnen ließ, nachdenklich auf das zierliche Louis XVI-Tischchen. Und nach dem letzten Schluck fragte er mit flackernder Stimme: «Warum lieben Sie ihn?»

«Ich liebe Bhagwan, weil er gütig ist, weise. Er ist das Licht im Dunkeln. Du spürst ihn, wenn du die Augen zumachst. Du spürst seine Hände, wie sie den Körper entlangfahren. Dich ruhig machen. Du spürst die Knospe in dir, die langsam aufgeht, wenn er es möchte.» Jetzt kam die Gräfin erst richtig in Fahrt. «Ich liebe», schwärmte sie mit gen Himmel gewandten Augen, «den freien Geist, den der erhabene Flug ins grenzenlose Reich der Möglichkeiten trug.»

Klötzer ward unbehaglich, er versuchte die Hymne abzubrechen. «Sie schwärmen, Gräfin.»

Diese jedoch machte jetzt vollends den Eindruck, als sei sie dieser Welt bereits entrückt, hin in eine schönere, bessere.

«Ich liebe ihn, Klötzer, so wie man einen Vater liebt, der mehr ist als ein leiblicher Vater. Sie müssen ihn kennenlernen.»

Jetzt streckte sie ihren Arm aus und legte ihre zarte Hand auf die seinige. Thomas Klötzer spürte eine Wärme in seinem Körper aufsteigen, die er noch nie in seinem Leben erfahren hatte. Die Bürger von Bischofsbrück konnten nicht ahnen, was hinter den Mauern des Guts derer von Retzlow passierte. Sie waren wie gewohnt nach dem Kirchgang in die Dorfkneipe gegangen – jedenfalls die Männer. Und als jetzt die Kirchenglocken die zwölfte Stunde schlugen, machten sie sich auf den Nachhauseweg, der umgeben war vom Duft der Schweinshaxen, Schnitzel und Semmelknödel.

Thomas Klötzer hätte diese Düfte in seinem jetzigen Zustand

überhaupt nicht wahrgenommen. Er spürte nur die Wärme, die sich in ihm breitmachte bis hinein in die äußersten Zellen seines kleinen Fingers. Und als die Gräfin nochmals sagte: «Kommen Sie mit mir nach Indien – in den Ashram des Bhagwan Haschi Brabesch» ... da blieb ihm nur ein stilles Nicken des Kopfes. Er nahm jetzt seinerseits ihre Hand, drückte sie zärtlich, beugte sich zum Kuß, den er setzte wie seine Klötzchen – in Stufen verschoben um etwa 45 Grad.

Für seine Freunde und für die heimische Presse kam die Reise Klötzers nach Indien sehr überraschend. Was geschah im Ashram?

## 33

Der Ashram des Bhagwan Haschi Brabesch liegt am Rande des Dorfes Paano – südlich von Bombay. Waren die Einwohner des Dorfes vor Jahren noch über die vielen weißen Gesichter erschreckt, die dort täglich aufs neue zu sehen waren – so nahmen sie jetzt kaum noch von ihnen Notiz. So auch, als die Gräfin Retzlow und der Künstler Thomas Klötzer die Dorfstraße entlanggingen. Nur die Kinder des Dorfes konnten sich an diesem Tag etwas mehr freuen als gewöhnlich, denn in unregelmäßigen Abständen ließ Klötzer kleine Klötzchen auf den Boden fallen, die er extra für die Reise gefertigt hatte. Die Kinder sammelten sie auf und spielten damit, während ein älterer Mann am Straßenrand verständnislos den Kopf schüttelte. Am Eingang des Ashrams wurden die beiden von einem kahlköpfigen Mitteleuropäer mit Nickelbrille und einem langen gelben Gewand empfangen, der zu einer Empfangsrede anhub: «Bhagwan liebt euch. Die Sonne wird euer Herz durchfluten, wenn ihr Bhagwan liebt. Gebt mir alle eure Sachen – Bhagwan liebt euch, wie ihr seid. Ihr braucht euch hinter nichts zu verbergen. Es würde euch nur hindern, eins zu werden mit Bhagwan, der Sonne, dem Mond und dem Wind.»

Die Gräfin lächelte, während sie ihr Hab und Gut in die Hände des Jüngers legte. Klötzer machte es ihr mit verkniffenem Gesicht nach, doch bestand er darauf, wenigstens eines seiner Klötzchen nehmen zu dürfen.

«Weißt du, ich bin Künstler», versuchte er sich zu verteidigen.

Der Jünger lächelte und meinte: «Bhagwan liebt die Kunst. Die Kunst, die aus dem Nichts kommt und die vergeht wie der Wind. Du wirst sie spüren in deinem Körper und du wirst merken, wie sie wächst. In dir und ohne zur Materie zu werden.»

Klötzer schaute, während er sein Klötzchen fest umklammerte, dem Bhagwan-Jünger etwas verwirrt in die Augen, und die Gräfin strich ihm wie einem kleinen unschuldigen Jungen übers Haar. Ihnen wurden zwei Matratzen in einem großen Raum einer einfachen Hütte zugewiesen. Müde von der weiten Reise legten sie sich zum Schlaf. Was wird ihnen der Aufenthalt im indischen Ashram des Bhagwan Haschi Brabesch bringen?

## 34

Es ist Mitternacht in Paano. Der Vollmond läßt die einzelnen Hütten des Ashrams sich deutlich voneinander abheben. Es ist eine warme Tropennacht, die nur wenig Abkühlung von der Hitze des Tages bringt. Ein lauer Wind durchflutet die einzelnen Schlafsäle. Klötzer und die Gräfin liegen in einem Raum zusammen mit zehn weiteren Personen. Die ersten Tage im Ashram waren anstrengend. Meditation, Rolfing, Tanz, Schreien, Meditation, Rolfing, Tanz, Schreien und so fort.

Klötzer kann in dieser Nacht nicht schlafen. Ihn beschäftigt nur ein Gedanke: Ich liebe sie. Es ist wahnsinnig. Ich liebe sie.

Klötzer wälzt sich, völlig durchnäßt, auf seiner dünnen Matratze. Die Rufe der Papageien hallen durch die Nacht.

Plötzlich schüttelt sich sein Körper.

«Ich muß ihr meine Liebe zeigen.»

Es packt ihn wie eine Erleuchtung, doch die Angst, zurückgestoßen zu werden, läßt ihn zögern.

Er umklammert sein Klötzchen, das ihm als einziger persönlicher Besitz für die Zeit des Aufenthalts in Ashram geblieben ist. Da schießt ihm eine Idee durch den Kopf: «Trance. Ich spiele Trance», murmelt er.

Er steht auf. Zuckt mit dem Körper. Sein Atem geht rhythmisch.

Klötzer, der normalerweise eine Brille trägt, läßt sie auf seiner Matratze zurück. Sein zuckender Körper bewegt sich an einem Fenster vorbei. Der Vollmond trifft ihn – sein Schatten an der Wand vergrößert seine eher schmächtige Gestalt.

Die Menschen im Saal schlafen. Auch die Gräfin. Er ist auf dem Weg zu ihrer Matratze. Je mehr er die Trance spielt, desto enthemmter fühlt er sich selbst. Er spürt die Wärme in seinem Körper aufsteigen wie an jenem Tag in Bischofsbrück, als er ihr zum zweitenmal begegnet war. Klötzers Atmen wird heftiger, die Zuckungen seines Körpers werden immer stärker. Doch in diesem Augenblick fällt sein Klötzchen aus der Hand. Es kullert auf den Boden und bleibt an der Matratze liegen, auf der eine schwarzhaarige Frau liegt. Klötzer bückt sich, versucht sein Klötzchen zu finden. Da spürt er den leichten Druck einer zarten Hand. Ein Arm umschlingt ihn und zieht seinen Körper auf eine Matratze. Thomas Klötzer spürt die weichen Formen einer Frau. Der Wind hat sich gelegt. Man hört von draußen den Ruf der Wildnis und das Geschrei der Papageien.

Es ist heiß.

## 35

Dr. Borg saß sinnend, einen Arm auf ein Bein gestützt, ganz in der Haltung klassischer Dichter, in seiner spartanisch eingerichteten Zelle. Seit gestern war die Toilette verstopft – bestialischer Gestank zog durch die Zelle.

Das ist zuviel für einen empfindsamen Menschen! dachte der sympathische Frauenarzt. Und das war der Entschluß: Er würde nicht länger hierbleiben.

Beim Hofgang vertraute er sich Luigi an, als jener fragte: *«Allora, dottore?»*

«Ich bin dabei», kam es aus Dr. Borgs tiefstem Herzen.

«Bravo, *dottore!* Ein richtiger Entschluß!» freute sich Luigi, aber Dr. Borg hegte immer noch Zweifel.

«Aber wie?»

«*Vedremo*. Halten Sie sich an mich, bitte. Machen Sie, was ich mache – morgen. *Domani*.»

Luigi strahlte eine tiefe Zuversicht aus, so daß Dr. Borg nicht weiter in Luigi dringen wollte, er wußte genug. Morgen also würde er frei sein, würde er den Gestank in seiner Zelle nicht mehr riechen müssen, den Fraß der Gefängnisküche und diese Gesellschaft von Mördern und anderen Gewaltverbrechern nicht mehr ertragen müssen. Vorausgesetzt – alles klappte. Etwas bedrückt ging er in seine Zelle zurück. Er schlief unruhig, warf sich schweißdurchnäßt auf dem Lager hin und her. Würde alles gutgehen? «Auf der Flucht erschossen» – dieser Ausdruck verfolgte ihn geradezu. Und was wäre hinterher, wo käme er unter, wo könnte er sich verstecken? Gehetzt von der Polizei, er, ein bislang unbescholtener Bürger? Was hätte seine arme, aber ehrliche Mutter auch dazu gesagt! Und sein Vater, den er nicht kannte? – Solcherart waren seine Gedanken. Am Morgen fühlte er sich zerschlagen. Er trank geistesabwesend die dünne Brühe, die man ihm als Kaffee vorsetzte, er schlang das Schwarzbrot mit der sogenannten Marmelade herunter und war immer noch in Trance, als der Wärter seine Zelle mit der Aufforderung betrat: «Hofgang!»

Jetzt sollte sich sein weiteres Schicksal entscheiden? Würde die Flucht glücken? Würde er freikommen oder sich weiter in den Mühlen der Justiz verfangen?

## 36

Luigi näherte sich beim Hofgang vorsichtig Dr. Borg.

«*Attenzione, dottore!* Gleich! Schaun Sie genau auf mich!»

Vor ihnen gingen zwei kräftige Häftlinge. Plötzlich trat der eine, stiernackige, dem anderen gegen die keineswegs schlanke Fessel, was dazu führte, daß der andere unsanft mit dem schmutzigen Hofboden Bekanntschaft machte. Wutentbrannt stürzte er auf den, der ihn umgestoßen hatte. Im Nu war die schönste Prügelei im Gange. Die Wärter stürzten herbei und erhoben ein großes Geschrei, um die Schlägerei zu unterbinden: «Aufhören! Verdammt noch mal! Sofort aufhören!»

«*Dottore!* Schnell!» flüsterte Luigi, so leise der Lärm um sie herum das zuließ.

Die Aufmerksamkeit des gesamten Personals und der Mehrzahl der nicht eingeweihten Gefangenen galt den zwei sich prügelnden Häftlingen, die sich nicht trennen ließen und wild aufeinander und auf die Wärter einschlugen.

Luigi stieß Dr. Borg an: «Da!»

Über die Hofmauer klatschte eine Strickleiter. Luigi und der Doktor rannten darauf zu. So geschickt wie ein Affe kletterte Luigi hinauf. Dr. Borg, mehr der geistigen denn der körperlichen Tätigkeit zugeneigt, hatte mehr Probleme damit. Aber er folgte, wenn auch keuchend, auf dem Fuße.

«*Corraggio, dottore!* Gleich haben wir's geschafft!» ward ihm Mut von Luigi, welcher als erster oben war. Er zog Dr. Borg unter Aufbietung aller Kräfte nach. Auf der anderen Seite hingen zwei dicke Seile. Die beiden Flüchtenden rutschten daran herunter. Dr. Borg verbrannte sich dabei die solcherlei nicht gewohnten Handflächen gründlich, zumal er zu schnell war. Mit quietschenden Bremsen hielt ein großer schwarzer Citroën neben ihnen. Jemand stieß die Tür auf.

«Schnell! Hinein!» – Luigi war nun auch so ganz nicht mehr die Ruhe selbst.

Die beiden sprangen in das Auto, das sofort wieder anfuhr. «*Maledetto!* Das wäre geschafft! *Finalmente! Ciao, Anna!*» wandte sich Luigi erleichtert an den Fahrer, von welchem Dr. Borg erst jetzt verwundert bemerkte, daß es sich um eine Fahrerin handelte. Sie wandte sich zu ihm um.

«Ich bin Anna.»

Dr. Borg sah lange schwarze Haare, rehbraune mandelförmige Augen und eine Haut wie Milch und Honig – kurz: die schönste Frau, der er je begegnet war. Wer war Anna? In welche Beziehung sollte sie zu Dr. Borg treten? Wie sollte es mit ihm überhaupt weitergehen?

## 37

Klötzer, der nach dem Willen der Gräfin in Paano seine existentiellen und sexuellen Ängste abbauen soll, weiß sich dem heftigen Drängen der schwarzhaarigen Frau nicht zu erwehren. Erschöpft bleibt er in ihren Armen liegen und schläft ein. Als die Gräfin am nächsten Morgen mit den ersten Sonnenstrahlen aufsteht, huscht ein erstauntes Lächeln über ihr Gesicht. Ein leises: «Huch» ist die einzige Reaktion, die ihr über die Lippen kommt, als sie Klötzer in den Armen der Schwarzhaarigen schlafen sieht. Ihr Morgen ist heute Bhagwan gewidmet. Bhagwan wünschte sie zu sehen, beim Anbruch des Tages.

«Du bist wie eine Blume, meine Tochter», empfängt er sie erfreut. «Deine Blätter schließen sich beim Einbruch der Dunkelheit, und sie öffnen sich bei den ersten Strahlen der Sonne.»

Die Gräfin küßte seine Hand, gab sich ihm mit den Worten: «Ihr seid der Herr, der die Blumen öffnet und schließt», legte sich in seinen Schoß und schloß die Augen.

Bhagwan Haschi Brabesch begann die morgendlichen Exerzitien. In Paano begann ein Tag wie jeder andere. Bhagwan Haschi Brabesch ließ es sich nicht nehmen, der erste zu sein. Und die Gräfin wußte, daß sie von diesen Stunden in Bischofsbrück zehren würde. Doch anders als sonst spürte die sensible Frau eine ungewohnte Unruhe des Meisters.

Während seine Hand über ihren Körper glitt, fragte er hastig: «Kennst du Hottah Hegel?»

Diese Frage überraschte sie. Hottah Hegel – das war doch der Morgenmoderator im lokalen Sender von Bischofsbrück. Was wollte Hottah Hegel von Bhagwan Haschi Brabesch? Warum fragte Bhagwan die Gräfin in den Stunden der Zärtlichkeit nach Hottah Hegel?

## 38

Die Gräfin bedurfte einer geraumen Zeit, um sich Hottah Hegels zu erinnern, weilte sie doch gerade eben noch in ganz anderen Gefilden.

«Ja, ich kenne ihn. Das heißt: Ich habe ihn schon gehört.»

«Sympathisch?» fragte Bhagwan Haschi Brabesch aufs Merkwürdigste stark interessiert.

«Na ja, auf seine Zeitansagen kann man sich nicht verlassen, aber ansonsten ist er sicher ein netter Kerl. Warum fragst du mich?»

«Er will eine Reportage machen über den Ashram, über dich ...»

«Über mich ...» die Gräfin staunte immer mehr.

«Ja, ja und über deinen komischen Freund. Wie heißt er doch gleich?»

«Thomas»

«Ja, richtig», erinnerte sich Bhagwan Haschi Brabesch. «Er ist wohl berühmt in Bischofsbrück?»

«Ja, er ist ein großer Künstler und hat viel Geld. Er möchte mein Gut kaufen.»

«Er liebt dich?»

Bei diesen Worten zuckte die Gräfin zusammen. Sie kuschelte sich noch etwas fester an Bhagwan, der sie in seinen Armen hielt. Und dann seufzte sie: «Nein – er liebt eine andere.»

«Woher weißt du das, meine Tochter?» fragte Bhagwan väterlich.

«Er schlief heute morgen in den Armen einer anderen.»

«Aber meine Tochter! Wer sagt dir, daß er sie liebt? Liebe ist etwas anderes als der Schlaf in den Armen einer Frau. Vielleicht suchte er nur seine Mutter?»

Die Gräfin schüttelte den Kopf. Sie schloß ihre Augen, und Bhagwan streichelte ihr Haar. Mittlerweile spürte man bereits die erste Wärme der Sonnenstrahlen. Der Ashram wurde wach. Der Duft von Tee lag über den Hütten.

«Morgen früh will er kommen», nahm Bhagwan Haschi Brabesch den Faden wieder auf.

Die Gräfin war jedoch mit ihren Gedanken längst anderswo. «Wer?» fragte sie, und Bhagwans Antwort: «Hottah Hegel» brachte sie den zu erwartenden Ereignissen wieder näher.

Was aber drängte Hottah Hegel, der für seine Frühstücksgespräche im heimischen Sender von Bischofsbrück berüchtigt war, in den Ashram? Vermutete er eine heiße Story?

# 39

Dicke Luft in den Büros der zuständigen Bischofsbrückener Staatsgewalt. Leitender Staatsanwalt Dr. Knall, der es gern zu politischen Ehren und vor allem Ämtern bringen möchte, kam ins Büro von Staatsanwalt Dr. Fall und tobte: «Unglaublich! Ich hab ja immer schon gesagt, wir brauchen mehr Sicherheitstrakte in den Gefängnissen! Überall! Jeder Häftling müßte in einem solchen Trakt sein.»

Dr. Fall blickte eher ironisch vom Schreibtisch auf, was von Dr. Knall sofort mit der Bemerkung gekontert wurde: «Ich weiß, mein Lieber, daß Sie da anders denken. Aber wenn solche Schwerverbrecher so leicht ausbrechen können ...»

«Na ja, wenn Sie den Doppelmörder meinen», versuchte Dr. Fall zu schlichten – wollte er sich doch mit dem leitenden Staatsanwalt nicht auf einen möglicherweise seiner Beförderung keinesfalls dienlichen Disput über erst noch an höherer Stelle zu Entscheidendes einlassen.

Dr. Knall wünschte offenbar eine Auseinandersetzung: «Wer spricht vom Doppelmörder! Kleine Fische! Dieser Borg, immerhin aus der Terrorismusszene», erregte er sich.

«Das ist ja wohl ein wenig übertrieben. Hausfriedensbruch und Terrorismus sind ja wohl zwei Paar Stiefel, vorausgesetzt, wir können den Hausfriedensbruch überhaupt nachweisen, seine Aussagen immerhin ...»

Schon wieder wurde Dr. Fall unterbrochen: «Papperlapapp! Seine Aussagen! Denen steht die Aussage eines Polizisten gegenüber, und das wiegt ja wohl schwerer. Und mit Paragraph 123 bleiben Sie mir gleich weg, ich würde da eher 125 StGB sehen.»

«Landfriedensbruch? Wie kommen Sie darauf?» wunderte sich – nicht mehr allzusehr engagiert – Dr. Fall.

«Strafen sind höher», stieg Dr. Knall jedoch wieder voll ein. «Und wir müssen hier ein Exempel statuieren. Und vergessen Sie nicht Paragraph 113 – wenn wir das alles zusammenzählen, kommen schon ein paar Jährchen dabei heraus.»

Dr. Fall legte die Akte weg, die er gerade studiert hatte, richtete nervös seine Brille und meinte: «Also nach dem Aktenstand kann ich das nicht so sehen. Wir werden Mühe haben, einen Hausfriedensbruch nachzuweisen, und wenn, ist's kein schwerer Fall, da würde er mit einer Geldstrafe davonkommen. Landfriedensbruch kann ich bei ihm schon gar nicht sehen, es gibt niemand, der ihn bei der Demonstration beobachtet hat. Und Widerstand gegen die Staatsgewalt – da liegt absolut nichts vor.»

Dr. Fall wunderte sich über den eigenen Mut, während Dr. Knall maliziös lächelte und weiter plädierte: «Auch da werden wir mit Aussagen aufwarten können. Ich denke, er hat seiner Verhaftung widersprochen. Und wir werden prüfen müssen, ob nicht sogar Unterstützung einer kriminellen Vereinigung vorliegt. Und immerhin, der Ausbruch weist darauf hin, daß er mit terroristischen Zirkeln in Zusammenhang zu bringen ist.»

Mittlerweile nicht nur nicht mehr engagiert, sondern allenfalls – wenn auch verständlicherweise – zaghaft (schließlich hoffte er auf Beförderung in eine A 14-Position), wandte Dr. Fall ein: «Unserer Kenntnis nach besteht eher ein Zusammenhang zwischen diesem Tortelloni und der Mafia.»

«Hören Sie mir mit so was auf! Mafia! Hier in Deutschland! Lächerlich. Passen Sie auf, ich habe schon alles geregelt. Großfahndung, Ringfahndung», Dr. Knalls Stimme überschlug sich fast vor freudiger Erregung. «Einsatz aller verfügbaren Kräfte, auch die Medien werden eingeschaltet, da kümmere ich mich persönlich drum. Das wird eine große Sache.»

Dr. Fall blickte etwas zweifelnd. Wir auch: Würde Dr. Borg dem dichten Netz der Fahndung entkommen können?

## 40

Dr. Knall war Mitglied im Bischofsbrücker Roli-Club. Einmal in der Woche traf man sich im führenden Haus am Platze zu einem gepflegten Beisammensein. Diese Woche war der Gefängnisausbruch Thema Nummer eins unter den Rolis. Dr. Knall, sonst eher eine Randfigur im eleganten Zirkel aus Wirtschaft, Wissenschaft und Geld, wurde zum Mittelpunkt der Runde. Selbst Dr. h. c. Peschke, der Aufsichtsratsvorsitzende der Sachse-AG, des größten Pharmakonzerns im Land, war ganz Ohr, als Dr. Fall dozierend das Wort ergriff: «Ich denke, dieser Terrorist wird der Fahndung nicht entgehen können. Das Netz ist zu eng. Ich hoffe nur, daß es nicht zu bedauerlichen – äh – Vorfällen kommt: Wir wissen ja, wie gefährlich Terroristen sind, wie locker die Waffe sitzt, und solange unsere Polizei noch keine Distanzwaffen hat, Sie verstehen ...»

An dieser Stelle war Dr. h. c. Peschke in der Lage, sowohl sich selbst als auch die Sachse-AG ins Gespräch zu bringen: «Unser Konzern hat ein Nervengas entwickelt, das durchaus ...»

«Leider, Herr Dr. Peschke, sind die politischen Entscheidungen noch nicht so weit gediehen», wurde er jetzt von Dr. Knall unterbrochen.

An der Beantwortung einer Frage schien Dr. h. c. Peschke besonders gelegen zu sein. Jedenfalls richtete er sie mit nicht verhohlenem, starkem Interesse an Dr. Knall: «Dieser Borg ... Sie rechnen ihn also jetzt zur Terrorismusszene?»

«Unbedingt. Der Ausbruch ist der Beweis dafür.»

Hätte der leitende Staatsanwalt Dr. h. c. Peschke besser beobachtet, wäre ihm aufgefallen, wie belustigt dessen Augen gefunkelt hatten, ja, wie ausgesprochen befriedigt. Jedenfalls quittierte Dr. h. c. Peschke die Ausführungen mit einem anerkennenden: «Sehr gut.»

Dr. Knall sonnte sich im Lob des Pharma-Multis. Dann wandte er sich zur anderen Seite, wo ihm Dr. Adalbert Fehler, der Leiter der Redaktion «Radio BB» des örtlichen Senders, ebenfalls interessiert lauschte.

«Wir haben natürlich auch die Medien eingeschaltet.»

Dr. Fehler nickte und bestätigte, davon gehört zu haben.

«Sind wir bei Ihnen eigentlich auch vertreten?»

Interessiert stellte der leitende Staatsanwalt diese Frage dem Leiter von Radio BB.

Dr. Fehler errötete und suchte einen Moment nach Worten. «Das kann ich Ihnen nicht sagen, da müßte ich erst die Redaktion fragen», rettete Dr. Fehler die etwas peinliche Situation, «aber ich nehme an, daß wir in dieser Hinsicht wohl keinen Fehler gemacht und sofort zugegriffen haben.»

«Vielleicht wäre an ein Interview zu denken?» empfahl sich der leitende Oberstaatsanwalt.

Dr. Fehler nickte hastig und versprach: «Ich werde das mal bei der Redaktion ventilieren. Wir rufen Sie zurück.»

Dr. h. c. Peschke gab dem Vertreter der Staatsgewalt Schützenhilfe: «Ich glaube, ein Interview mit dem geschätzten Dr. Knall würde Ihre Sendung durchaus schmücken, zumal wir hier manchmal den Eindruck haben, daß eine gewisse Sympathie für, sagen wir mal, das Umfeld des linken Terrorismus in Ihren Programmen nicht zu verkennen ist.»

Dr. Fehler schwieg zu diesem fein vorgebrachten Anwurf von seiten Dr. Peschkes. Zu oft schon hatte er sich mannhaft hinter seine Redaktion gestellt und sie vor solchen ungerechtfertigten Angriffen verteidigt. All solchen Haders müde, beschloß er, lieber nicht darauf einzugehen, auch wenn solches Schweigen ihm allzuleicht als Zustimmung ausgelegt werden konnte. Aber solchen Mißverständnissen mußte er sich in seiner Position aussetzen. Dennoch beschloß er, einen Beitrag über die Flucht Dr. Borgs im Programm zu placieren.

Würde dadurch die Situation des flüchtigen, sympathischen Frauenarztes noch schwerer werden? Würde das Interview mit Dr. Knall überhaupt ordnungsgemäß durchgeführt werden können?

## 41

So geschah es, daß leitender Staatsanwalt Dr. Knall eines Morgens zu früher Stunde das hypermoderne Gebäude des Rundfunks betrat, vorbeigeschleust wurde an präzisen Sicherheitsvorkehrungen, freundlichen, aber bestimmten blaubehemdeten Werkschutzbeamten, und in einem durch helles Neonlicht taghell erleuchteten Studio stand. Der Techniker stellte die Bierflasche beiseite und fragte nach dem Begehr. «Popcorner»-Moderator Wolf Wunnenstein kam aus dem Studio und sprach ihn an: «Wer sind Sie? Was wollen Sie hier?»

Im ganzen Funkhaus war der rüde Ton, der bei «Radio BB» herrschte, berüchtigt.

Dr. Knall jedoch wunderte sich noch: «Ich bin für ein Interview verabredet. Das ist doch ‹Popcorner›?»

«Und wie», bestätigte Wolf Wunnenstein.

«Ich hatte», Dr. Knall war etwas verunsichert, «mit einem Herrn – warten Sie – Hegel oder so ähnlich gesprochen. Wir hatten einen Termin für heute verabredet.»

Wolf Wunnenstein zog ein Blatt Papier aus der Jackentasche. «Hier steht nichts davon. Aber klar – Hottah Hegel hat's wieder mal vergessen, mir zu sagen. Kommen Sie rein.»

Dr. Knall nahm auf einem der abgewetzten Stühle im Studio Platz. Wolf Wunnenstein räusperte sich ein paarmal, dann ging das Rotlicht an.

«Popcorner, und jetzt eine Zeit, auf die Sie sich verlassen können: 6 Uhr 42, acht Minuten vor acht Uhr. Neben mir im Studio Platz genommen hat Dr. Knall, seines Zeichens Staatsanwalt ...»

«Leitender Staatsanwalt», verbesserte Dr. Knall.

Suum quisque, dachte der freundliche Moderator und fuhr fort: «Leitender Staatsanwalt. Wo drückt der Schuh?»

Und so geschah es, daß Dr. Knall, nachdem er des längeren und breiteren den Ausbruch des vermeintlichen Terroristen geschildert hatte, die Signatur des geflüchteten Dr. Borg über den Äther jagte: «Anfang Dreißig, Größe etwa einsachtzig, Gewicht zweiundneunzig Kilo, blond und blauäugig. Spricht Hochdeutsch. Bei seiner Flucht war der Gesuchte bekleidet mit einer schwarz-weiß quergestreiften Hose und einer ebensolchen Jacke. Vorsicht, der Gesuchte ist bewaffnet und gewalttätig.»

Nachdem Dr. Knall noch eine hohe Belohnung versprochen hatte, war der Fall Borg endgültig zum Politikum geworden. Würde Dr. Borg sich gegen die immer unhaltbarer werdenden Vorwürfe schützen können? Und – wieso wurde «Radio BB» in die Affäre gezogen? Bestehen da Verbindungen, oder entstehen etwa noch welche?

## 42

«Guten Morgen meine Damen und Herren. Ich begrüße Sie im Namen von Jumbo Air und der Crew und hoffe, daß wir einen angenehmen Flug nach Bombay haben werden. Wir befinden uns jetzt in einer Höhe von 10000 Metern. Dies wird unsere Flughöhe bleiben. Wir fliegen über Griechenland, den Nahen Osten und die arabische Halbinsel nach Bombay und werden dort in etwa acht Stunden landen. Das Wetter ist schön in Bombay. 30 Grad – die Luftfeuchtigkeit beträgt 76 Prozent. Für den Service an Bord sorgen Purser Fleischmann und die Stewardessen.»

Während die meisten Passagiere an Bord der 725 mehr oder weniger desinteressiert den Worten des Kapitäns lauschten, war ein etwa dreißigjähriger Mann auf einem der hinteren Sitze voll bei der Arbeit. Die Ansage des Kapitäns hatte er auf Tonband aufgenommen. Sein schweres Uher-Gerät lag auf dem Nebensitz. Glücklicherweise war die Maschine nicht voll besetzt. Hottah Hegel, Rundfunkreporter aus Bischofsbrück, wollte aus seinem Trip nach Paano ein Feature machen und dabei gleichzeitig noch ein Feature übers Fliegen anfertigen, das er einem anderen

Sender zu verkaufen hoffte. Zur Kontrolle, ob er auch alles auf Band habe, spulte er es zurück und hörte seinen kostbaren O-Ton ab.

Hottah Hegel war bei seinen Kollegen bekannt dafür, daß er seine Bänder immer sehr laut abhörte, obwohl ein Hörschaden bei ihm nicht vorlag. Das laute Abhören verursachte in der Maschine einige Verwirrung. Die Passagiere in den vorderen Reihen drehten die Köpfe nach hinten. Ein Mann, der offensichtlich aus Köln kam und schon einiges getrunken hatte, wollte wissen: «Wat machen Sie denn da? Einen Tonfilm?»

Hottah Hegel schaute den Frager mit großen Augen an und zog an seiner Zigarette, ohne zu antworten.

Was den Kölner zu folgender Bemerkung veranlaßte: «Isch jlaube, der is taubstumm.»

Hottah Hegel war es gewohnt, daß über ihn gelästert wurde. Ob sein Schweigen Ursache oder Folge der Lästerei war – Sendeleiter Dr. Fehler hatte sich darüber schon mehrfach den Kopf zerbrochen. Hottah Hegel kümmerte all dies wenig – er hatte einen weiteren O-Ton im Kasten. Das war die Hauptsache. Als ihm die Stewardess seinen Whisky brachte, fragte er sie mit verhaltener Stimme: «Sagen Sie, in der ersten Klasse sitzt ein etwas älterer Herr mit grauem Anzug und einer dunkelblauen Krawatte. Könnten Sie mir seinen Namen ausfindig machen?»

Hottah Hegel drückte der Stewardess einen Fünfzig-Mark-Schein in die Hand und lud sie zum Abendessen ein. Was sollte diese geheimnisvolle Frage? Warum wollte Moderator und Reporter Hottah Hegel aus Bischofsbrück den Namen des älteren Passagiers aus der ersten Klasse wissen? Was steckte hinter dieser ungewöhnlichen Recherche?

## 43

Der Service an Bord ist sehr persönlich, besonders in der ersten Klasse. «Die persönliche Note von Jumbo Air» – so die Werbung. So war denn der Passagier mit dem grauen Anzug nicht sonderlich überrascht, als sich die hübsche Stewardess neben ihn setzte und fragte: «Darf ich mich für einen Augenblick neben Sie setzen?»

Was folgte, war eine angeregte Unterhaltung. Die Stewardess mußte das Gespräch abbrechen, weil sie merkte, daß ihre Kolleginnen schon etwas neidisch geworden schienen. Der Herr im grauen Anzug wirkte auf Frauen nicht unsympathisch. Aber Karin Dahms war im Dienst. Zudem wollte sie eigentlich dem hochgewachsenen und sympathischen Radio BB-Moderator Hottah Hegel einen kleinen Gefallen tun.

«Entschuldigen Sie.» Und sie stand auf. «Ich muß mich noch um einige Gäste kümmern. Es war nett, mit Ihnen zu plaudern, Herr ...?»

«Peschke, Dr. Peschke. Darf ich Sie fragen, was Sie heute abend in Bombay machen?»

«Noch nichts, Herr Doktor, wenn Sie so fragen.»

«Dürfte ich Sie zum Abendessen einladen?»

«Ich bin im Dienst, lieber Herr Doktor. Aber fragen Sie mich heute abend. Im *Ambassador*.»

Dr. Peschke nickte und lächelte, während Karin Dahms sich in die hinteren Reihen des Jumbos bewegte, nicht ohne die neidischen Blicke ihrer Kolleginnen zu bemerken. Unterdessen war Hottah Hegel eingeschlafen und träumte von Palmen, weißem Strand und knusprig braunen Badenixen. Karin Dahms weckte ihn sanft.

«Ich weiß, wie er heißt.»

Hottah Hegel schaute schlaftrunken auf und fragte: «Na und?»

Die Antwort Karin Dahms: «Dr. Peschke», ließ Hottah Hegel sofort wach werden. Dr. Peschke. Das war doch der Boss des Pharmariesen Sachse-AG. Karin Dahms schien seine Gedanken zu erraten.

«Sie wundert, daß er nach Bombay fliegt?»

«Ja, ja.» Hottah Hegel brauchte eine gewisse Zeit, bis er auf den Punkt kam: «Ich möchte wissen, was der alte Knabe dort macht?»

«Ich bin heute abend mit ihm verabredet. Wenn Sie wollen, kann ich Ihnen helfen.»

Hottah Hegel zog einen Hunderter aus der Tasche. Karin Dahms wehrte jedoch ab und lud ein: «Um eins heut nacht in der Bar des *Interconti*. Ich wohne dort.»

Hottah Hegel witterte Morgenluft: «Phantastisch. Ich auch.»

## 44

Anna Tortelloni stellte das Radio ab. Ihre elfenbeinerne Stirn wirkte umwölkt.

«Lassen Sie sich mal anschauen.»

Dr. Borg erhob sich und vollführte eine Drehung vor ihr.

«Niemand wird Sie erkennen.»

Dr. Borg lächelte. Seine stahlblauen Augen senkten sich in die ihrigen: Im Spiegel ihrer rehbraunen Augen konnte er sich sehen. Er hatte etwas abgenommen und wirkte jetzt fast schlank. Seine breiten, männlichen Schultern konnte er nicht verleugnen, sein blondes Haar war unter Annas geschickten Fingern dunkel getönt worden, so dunkel wie der kleine Schnurrbart, den er sich hatte stehen lassen. Nichts an ihm stimmte mit der Beschreibung überein, die leitender Staatsanwalt Dr. Knall gerade über Rundfunk von ihm gegeben hatte.

«Geben Sie mir Ihren Paß!»

Anna Tortelloni wollte nochmals das Foto mit dem vor ihr sitzenden Dr. Borg vergleichen.

Er reichte ihr das tadellos gefälschte Papier über den Tisch der Wohnküche der Tortellonis. Sie waren eine große Familie und lebten hier zusammen: Luigi, der wieder einen Job als Kellner gefunden hatte, seine Schwester Anna, die im Büro von Salvatore Calamari, dem Besitzer des italienischen Luxusrestaurants *Venezia*, arbeitete, und Luigis Schwiegereltern Tonio und Renata Canneloni. Die beiden waren über den Tod ihrer Tochter tief betrübt, aber da sie wußten, daß Luigi keine andere Wahl geblieben war als das Stiletto, als er seine Frau im Bett ihres Liebhabers ertappt hatte, blieben sie bei ihm. Das Gesetz sei gut, meinte der alte Tonio, aber zu Hause, in Catania, nehme man es in solchen Fällen in die eigene Hand. Alle hatten mitgeholfen, Dr. Borg eine neue Existenz zu schaffen. Anna prüfte nach, wie sehr diese Existenz ihm bereits in Fleisch und Blut übergegangen war.

«Wie heißen Sie?»

«Robert Papst.»

Dr. Borg hätte es sich nie träumen lassen, daß er eines Tages gezwungen sein würde, seinen ehrlichen Namen zu verleugnen.

Anna Tortelloni riß ihn aus seinen Gedanken: «Wie alt sind Sie?»

«Geboren am 23. November 1951.»

«Beruf?»

«Freier Journalist. Tätig bei diversen Zeitungen – Artikel liegen vor – und in der Werbebranche.»

«Ich hoffe», mahnte Anna Tortelloni besorgt, «Sie denken immer daran und verplappern sich nicht! Wir werden Sie unterbringen.»

Dr. Borg konnte sich an Annas südlich reifer Schönheit nicht sattsehen. Was ihn besonders wunderte, war ihre kühle Haltung, die sie ihm gegenüber bewahrte, obwohl ihr nicht entgehen konnte, daß er für Sie etwas empfand.

Anna Tortelloni war – vorläufig – anderswo mit ihren Gedanken: «Wir bekommen gleich wichtigen Besuch. Wichtig für Sie.»

Es klingelte.

Anna öffnete. Draußen stand ein jugendlich aussehender, aber bei näherem Hinsehen schon etwas angegrauter Mann in einer rosa Latzhose, Turnschuhen, einem hellblau glänzenden Sweater und mit leicht magenkranken Gesichtszügen.

«Hallo. Hier bin ich.»

«Das ist Peter Weikersheimer», stellte Anna den Altfreak vor.

Was will der Fremde von Dr. Borg? Bedeutet er Hilfe auf dem Weg in die Sicherheit oder neue Gefahr?

## 45

Staatsanwalt Dr. Fall, dem sein Vorgesetzter den Fall entzogen hatte, war unzufrieden. «Zu lasch!» waren die Worte seines Chefs gewesen, wohl weil er der Meinung war, daß seine Nachforschungen in die falsche Richtung gingen. Unwillig ging Dr. Fall abends in seine Stammkneipe, in der sich Juristen zu treffen pflegten. Er hatte keine Lust, am Juristenstammtisch zu sitzen, wo in der Regel die neuesten Witze von Obduktionen und ähnlichem erzählt wurden, er hatte keine Lust, mit Einbuchtungszahlen zu protzen. So setzte er sich allein an einen kleinen Tisch, bestellte sein Bier und starrte vor sich hin, als sich eine schwere Gestalt neben ihn in den Holzstuhl plumpsen ließ.

«Hallo!»

Dr. Fall erkannte Kriminaloberrat Greifer, einen alten Studienkollegen. Beide hatten zusammen in Bischofsbrück jus gebüffelt, Greifer hatte sich für die Polizeilaufbahn entschieden.

«So niedergedrückt?» fragte er mit Gefühl.

Dr. Fall druckste erst etwas herum, erzählte seinem Freund dann aber, daß man ihn von der Sache Borg «befreit» hatte.

«Knallkopp spielt die große politische Oper, wie?»

Dr. Fall wußte vom Spitznamen seines Chefs, wehrte aber für diesen, loyal wie er war, heftig ab, was hinwiederum den Kriminaloberrat auf die Palme brachte:

«Ist doch klar, der Junge will Karriere machen! Richtige Partei und jetzt noch 'ne große Nummer, was will man mehr! Müßte mit dem Teufel zugehen, wenn's nicht klappte.»

«Glaubst denn du», zweifelte Dr. Fall, «daß das 'ne Terrorismussache ist?»

«Blödsinn! Der Tortelloni ist die Hauptfigur, Borg ist nur Nebensache. Da steckt die Mafia dahinter, eiskalt.»

«Er meint, das gibt's nicht im Ländle», erinnerte Dr. Fall sich der Meinung Dr. Knalls.

«Knallkopp! Der heißt wirklich nicht nur so ähnlich! Wenn ich den Dr. Borg suchen würde – ich such ihn nicht, das macht die Staatsschutzabteilung, dann wüßte ich, wo ich suchen würde.»

«Wo?»

«Bei den Tortellonis», antwortete der Kriminaloberrat mit fester, sicherer Stimme.

«Und warum sagst du's den Staatschützern nicht?»

Man merkte Dr. Fall an, daß, kennte er Greifer nicht schon lange und gut, er nun ernsthafte Zweifel an dessen rechter Gesinnung gehabt haben würde.

Greifer aber lachte verächtlich, schüttete ein halbes Glas Bier in sich hinein, murmelte halblaut, Politik verderbe eh den Charakter, und dann laut: «Die sollen selber draufkommen. Und außerdem wär's glatter Mord.»

«Ist der Borg so gefährlich?» fragte Dr. Fall und ertappte sich ärgerlich, wie er es nun schon fast selbst glaubte.

«Blödsinn», entgegnete der Kriminaloberrat, «aber die Jungs vom Staatsschutz sind so heiß, du hast doch Knallkopp gehört, schwer bewaffnet und so – ist natürlich Kokolores. Wenn den aber einer vom Staatsschutz sieht, der knallt ihn ab in Nullkommanix. Notwehr. Knallkopps Schau hat da schon was bewirkt – nicht nur der gesamte Staatsschutz schlottert vor Angst. Seit Bismarck gesagt hat, ‹ein Appell an die Furcht wird in deutschen Herzen niemals ein Echo finden›, hat sich einiges geändert in unserem Land.»

Dr. Fall wurde immer nachdenklicher. Es graute ihn ein wenig vor dem Zynismus seines Freundes. Wenn die Sache aber so war …

«Dann müßte man ihm doch helfen!» rührte sich in Dr. Fall der gute Mensch.

Greifer aber hielt von der These: «Der gute Mensch denkt an sich selbst zuletzt» überhaupt nichts, hatte er doch das Leben kennengelernt.

«Helfen?» fragte er. «Hilf dir selbst», leerte sein Bier, zahlte und ging.

Dr. Fall bestellte noch ein Bier und einen Klaren – er wollte überlegen. Irgendwie hatte er das Gefühl, das Leben eines Unschuldigen in Händen zu halten. Was sollte er tun? Sollte er Dr. Borg helfen – oder sollte er mit seinem Tip zum Staatsschutz gehen?

## 46

Dr. Fall strolchte ziellos durch Bischofsbrück. Nicht mehr ganz so geradeaus konnte er gehen, vierzehn Bier und zehn Klare machten seinen Gang etwas unsicher, aber sein Kopf war so klar, wie es das Hirn eines Staatsanwalts nur sein konnte: Da passierte eine Schweinerei, empfand er, und er mußte etwas dagegen tun.

«Da passiert eine Schweinerei», lallte er vor sich hin, «und ich muß was dagegen tun, jawohl!»

Wie zufällig führte ihn der Weg in die Straße, in der Luigi Tortelloni mit seiner Familie gewohnt hatte, ehe er die Bluttat beging, deretwegen er im Gefängnis schmachten würde, wäre er nicht gemeinsam mit Dr. Borg ausgebrochen. Der innere Kompaß hatte Dr. Fall in die Nähe des Hauses getrieben. Er torkelte auf die Eingangstür zu, als er plötzlich zurückgerissen wurde. Harte, sehnige Arme umklammerten ihn, eine behaarte Hand preßte sich auf seinen Mund. Er wollte schreien, konnte aber nicht.

«Halt bloß dein blödes Maul!»

Dr. Fall verdrehte die Augen, ehe er seinen Schul- und Studienfreund, Kriminaloberrat Greifer, erkannte.

«Was willst denn du hier an diesem finsteren Ort?»

Die fünfzehn Bier und elf Klare hatten dem jungen Staatsanwalt einen Schluckauf beschert, den er auch durch den Schreck nicht mehr loswurde.

«Ich beobachte – wir bei der Polizei beobachten immer.»

«Aber das geht doch dich gar nichts mehr an?»

«Du hast Schluckauf», erkannte der Kriminaloberrat ohne große Mühe.

«Sechzehn Bier und zwölf Klare – davon kriegst du auch Schluckauf, mein Kleiner.»

Greifer erklärte, warum er hier war.

Dr. Fall riß die Augen auf und flüsterte: «Das ist doch eigentlich illegal, wenn du dich da in einen fremden Fall reinmischt ...»

«Als wir uns getrennt hatten», unterbrach Greifer die Philippika des betrunkenen Juristen, «war mir klar, daß ich das so nicht weiterlaufen lassen konnte. Mein polizeiliches Ethos läßt nicht zu, daß womöglich ein Unschuldiger sein Leben lassen muß, der politischen Karriere eines Ehrgeizlings wegen. Deshalb habe ich mich vor dem Haus der Tortellonis postiert, wo ich den Gesuchten vermute.»

«Um ihn zu fangen? – Entschuldige, die siebzehn Bier und dreizehn Klaren ...»

«Um ihn zu warnen.»

Nach diesen aus dem Mund eines Kriminaloberrats sicher nicht eben häufig zu hörenden Worten zog er seinen Freund zurück.

Eine finstere Gestalt in Latzhosen verließ das Haus. Unter dem Schein der Laterne sah man magenkranke Gesichtszüge.

«Wer ist das?» flüsterte Dr. Fall.

Greifer antwortete – ebenfalls flüsternd: «Peter Weikersheimer, der berühmte Radio BB-Entertainer. Nebenbei besitzt er Anteile an einer Porno-Kino-Kette und einem Edelbordell. Davon weiß aber niemand. Wir vermuten, daß die Mafia mit dahintersteckt.»

«Was mag er hier gewollt haben?» fragte sich und den Kriminaloberrat – immer noch flüsternd – Staatsanwalt Dr. Fall.

## 47

Dr. Fall war immer noch nicht ganz von seinem Schluckauf befreit, aber der junge Staatsanwalt, geschädigt durch den Genuß von achtzehn Bier und vierzehn Klaren, nahm sich zusammen.

«Folge ihm! Beschatte ihn, so gut es geht, er wird nichts vermuten!» flüsterte Kriminaloberrat Greifer. «Ich bleibe hier und beobachte das Haus weiter.»

Peter Weikersheimer schritt lässig-elegant die nächtlichen Straßen von Bischofsbrück entlang, scheinbar ziellos, aber doch mit einem Ziel vor Augen. Dr. Fall folgte ihm mit einigem Abstand. Es begann leicht zu nieseln. Peter Weikersheimer beschleunigte seine Schritte. Vom hochspritzenden Regen wurden die Beine seiner hellrosa gestreiften Latzhose naß. Die Gegend, der er zustrebte, schien nicht die beste zu sein: Pornokino reihte sich an Pornokino. Vor einem blieb Peter Weikersheimer stehen. Er betrat es mit schnellem Entschluß. Dr. Fall zögerte. Sollte er ihm folgen oder nicht? Er betrachtete kurz das Plakat.

«Heiße Schenkel, kalte Füße», las er, «der erotisierende Sexschocker aus Amerika!»

Dr. Fall befürchtete, vielleicht auf den einen oder anderen Kollegen zu treffen. Dennoch, es mußte sein. Er schluckte, damit ihm nicht die neunzehn Bier und fünfzehn Klaren wieder hochkamen und sprach zu einer ältlichen, fülligen Dame wie folgt: «Äh ...»

«Zwölf Mark die Cola, drei Mark die Karte. Macht fünfzehn Mark.»

«Äh, ich bin nur hier, weil ich einen Freund im Kino ...»

«Ja klar. Das ist bei allen so.»

Sie händigte dem verlegenen Staatsanwalt das Billett aus. Er schlug den Jackenkragen hoch und betrat das Kino.

Schwülstige Musik empfing ihn. Auf der Leinwand stöhnte ein Paar. Ältere Herren in langen Trenchcoats saßen vereinzelt in den tiefen roten Plüschsesseln. Als seine Augen sich an das schummrige Licht gewöhnt hatten, machte Dr. Fall in der vorletzten Reihe Peter Weikersheimer aus, der wiederholt unruhig auf die Uhr sah. Er setzte sich unauffällig zwei Plätze hinter ihn. Weikersheimer sah sich ärgerlich um. Dr. Falls Schluckauf überzeugte ihn aber anscheinend von dessen Harmlosigkeit. Minuten vergingen, ohne daß auf der Leinwand oder im Kino etwas anderes passierte.

Da trat ein neuer Besucher ein, hochrot im Gesicht, wie man im Licht der Platzanweiserin sehen konnte, den Mantelkragen hochgeschlagen, verlegen um sich blickend. Der Fremde nahm neben Peter Weikersheimer Platz und flüsterte ihm vorwurfsvoll zu: «Äh ... korrigieren Sie mich, aber haben wir nicht mit der Wahl des Treffpunkts einen Fehler gemacht?»

Dr. Fall konnte nicht wissen, daß sich im schummrigen Pornokino der Leiter von Radio Bischofsbrück mit seinem Chefentertainer traf. Was hatte das zu bedeuten?

## 48

Dr. Fall verstand nur sehr undeutlich, was die beiden Herren miteinander besprachen. Nur hin und wieder waren einzelne Worte zu hören wie die von Dr. Fehler, als welchen die wenn auch getrübten, so aber doch geübten Augen des Staatsanwalts den Fremden mittlerweile identifiziert hatten.

«... ein Mißverständnis, nichts weiter ...» oder: «... aus einigen Andeutungen glaubte ich zu entnehmen ...» hörte er wieder die Stimme Dr. Fehlers, oder in drohenderem Ton von Peter Weikersheimer: «... wenn gewisse Fotos sich bei den richtigen Leuten einfänden, Sie verstehen ...»

Dr. Fall entnahm jedenfalls, daß Peter Weikersheimer Dr. Fehler zu irgend etwas zwingen wollte, konnte aber nicht hören, zu was. Und ob es mit seinem Fall etwas zu tun hatte, das wußte er nicht. Jedenfalls fiel, soweit er es verstand, der Name Borg in keinem Zusammenhang. Weikersheimer brach die Diskussion schnell ab und stand auf. Dr. Fehler blieb sitzen.

«Ich habe bezahlt, ich will den Film zu Ende sehen.»

Weikersheimer warf ihm ein paar Münzen hin und meinte: «Sie sind mein Gast.»

Dr. Fehler hob das Geld tatsächlich auf. Weikersheimer verließ das Kino. Dr. Fall folgte ihm und atmete auf, als er wieder feuchte, aber nicht mehr schwüle Luft in seine Lungen bekam. Ehe er sich's versah, hatte Weikersheimer ein Taxi herbeigerufen, war eingestiegen und davongefahren. Dr. Fall fluchte, aber er war abgehängt. Deprimiert machte er sich auf den Weg zurück zum Haus der Tortellonis, um seinen Studienfreund Kriminaloberrat Greifer von seinen Erlebnissen zu berichten. – Der Abend im Kino hatte allerdings durchaus Folgen, die in Zusammenhang mit Dr. Julius Borg standen. Denn am nächsten Tag fand sich Dr. Fehler auf der täglichen Redaktionskonferenz von Radio Bischofsbrück ein.

«Ich habe interessante Neuigkeiten!» murmelte er und blickte in die Runde. Er zählte die Häupter seiner Lieben – da saß L. E. Fant, von seinen Redaktionskollegen «Jumbo» genannt, massig, auf seiner Pfeife oder seinem Schnurrbart kauend, Hubert Hantel, der Naturbursche und ausgefuchste Diskutant, Wolf Wunnenstein, Moderator der beliebten Frühsendung, schließlich Peter Weikersheimer.

«Wo ist Hottah Hegel?»

Die Frage Dr. Fehlers war berechtigt, denn der beliebte Moderator war nirgendwo zu sehen.

«Der ist auf Dienstreise. In Indien. Macht einen Bericht über Bhagwan Haschi Brabesch», wurde Dr. Fehler von Redakteur Hubert Hantel beschieden.

Dr. Fehler nickte zerstreut. Er erinnerte sich, den Reiseantrag gesehen und unterschrieben zu haben. Er war also voll informiert, brauchte sich keine Sorgen zu machen und hub an: «Ich hatte ein interessantes Gespräch, gestern, mit einem aufgeweckten jungen Mann, von dem ich mir einiges verspreche.» Peter Weikersheimer lächelte süffisant.

Wenn Dr. Fehler dies bemerkt haben sollte, wollte er es jedenfalls nicht bemerken, denn er fuhr ungerührt fort: «Helfen Sie mir, oder ist mein Eindruck richtig, daß wir noch Verstärkung brauchen könnten? Jedenfalls, in diesem bewußten Gespräch könnten wir die Verstärkung gefunden haben: der Entertainer und Moderator, der uns gefehlt hat. Ich habe noch nichts von ihm gehört, aber er macht einen sehr guten Eindruck auf mich. Sein Name ist Robert Papst.»

Das Pseudonym von Dr. Borg! Wollte er sich in der Mannschaft von Radio Bischofsbrück verstecken? Im Hörfunk untertauchen? War es das, was Peter Weikersheimer von Dr. Fehler gefordert hatte?

## 49

«Ich liebe Sie, Gräfin.»

«Ich liebe Bhagwan. Er ist das Licht.»

«Lassen Sie uns zurückkehren nach Bischofsbrück. Ich werde immer für Sie sorgen.»

«Lassen Sie Ihre Sprüche, Klötzer.»

«Hören Sie auf mein Herz, Gräfin.»

«Ihr Herz, Klötzer! Es ist das Herz eines Lüstlings. Noch gestern sah ich Sie in den Armen einer anderen Frau.»

«Verzeihen Sie mir, Gräfin. Es hat nichts zu bedeuten.»

«Nichts zu bedeuten! Ha!»

«Glauben Sie mir!»

«Glauben! Ich hatte gehofft, Ihnen glauben zu können. Aber Sie sind wie alle Männer!»

Schroff wandte sich die Gräfin von ihm ab. Klötzer klammerte sich verzweifelt an sein Klötzchen, das er ständig bei sich trug. Er warf sich auf seine Knie.

«Gräfin! Ich gebe Ihnen das einzige, was ich besitze. Als Zeichen meiner Liebe.»

Und er streckte ihr den Arm mit der offenen Hand entgegen, auf der das Klötzchen sich ausmachte wie der Stein der Weisen. Die Gräfin nahm es und schleuderte es voller Verachtung in den Sand. Der Zufall wollte es, daß es in den Exkrementen eines Huhns liegen blieb. Hühner hatten im Ashram freien Auslauf.

«Männer! Wir haben uns 2000 Jahre belügen lassen. Keinen Tag länger.»

Sie drehte sich um und ging, ohne daß er sich ihr weiter erklären konnte. Wie versteinert verharrte er eine Weile auf den Knien. Die Sonne stand senkrecht am Himmel. Es mußte Mittag sein. Die Mitglieder des Ashram gingen achtlos an ihm vorbei. Irgendwo hörte man Papageien.

Als Thomas Klötzer wieder zur Besinnung kam, mochten nur wenige Minuten vergangen sein. Er sah sein Klötzchen im Hühnerkot, nahm es und wischte es nur oberflächlich ab an seiner goldgelben Tanga. Eine schwarzhaarige Frau hatte die Szene aus einer gewissen Entfernung beobachtet. Als er aufblickte, sah er ein hämisches Grinsen in ihrem Gesicht. Er stand auf. Als Bhagwan Haschi Brabesch im Rolls-Royce an ihm vorüberfuhr, entbot er ihm nicht den üblichen Gruß des Jüngers. Das fiel dem Meister auf, und im Rückspiegel sah er, wie Thomas Klötzer dem Ausgangstor zustrebte. Wohin?

## 50

Die Redaktion empfing ihn nicht mit offenen Armen. Dr. Borg hatte es zunächst sehr schwer, sich im hektischen Funkbetrieb zurechtzufinden, aber sein Charme, seine Liebenswürdigkeit, sein sympathisches Äußeres und seine Intelligenz ließen ihn schnell seinen Weg machen, vor allem, da der Journalist, wie man weiß, keiner Vorbildung bedarf, weswegen jeder diesen Beruf ausüben kann. Dr. Borg wurde so schnell zu so etwas wie dem Fachmann auf dem Gebiet der Medizin, und so kam es, daß Jumbo Fant, einer der Redakteure, ihm eines Tages ein Manuskript zeigte.

«Wird dich interessieren, eine gute Story, aus deinem Bereich. Hat was mit der Pharmaindustrie zu tun.»

Dr. Borg, alias Papst, stutzte. Sollte man ihm auf die Sprünge gekommen sein?

«Eine heiße Geschichte – Menschenversuche der Pharmaindustrie. Mit Hilfe von Ärzten werden Medikamente ausprobiert. Aber da steckt noch mehr dahinter. Lies mal.»

Dr. Borg wurde weiß. Er griff nach dem Manuskript. Die vielen Rechtschreib- und Tippfehler machten es schwer zu lesen. Aber er vertiefte sich immer mehr hinein, vor allem, als der Name «Sachse-AG» auftauchte. Die Machenschaften eines gewissen Dr. h. c. Peschke, des Aufsichtsratsvorsitzenden, spielten eine große Rolle.

«Und?» fragte Dr. Borg.

Jumbo Fant zuckte die Achseln und erläuterte dem neuen Kollegen: «Muß nachrecherchiert werden. Einfach so kann man das nicht senden, da kriegen wir unendlichen Zores. Aber schau dir mal das Material an!»

Dr. Borg warf einen Blick auf die Zahlen, die ihm Jumbo Fant hinhielt. Er erbleichte und mußte sich am Stuhl festhalten. Wie Schuppen fiel es ihm von den Augen.

«Was ist los?» wollte Jumbo Fant wissen, dem Dr. Borgs weißes Gesicht zu denken gegeben hatte.

Ja, was war los? Was hatte Dr. Borg schlagartig begriffen?

# 51

Künstler Klötzer wollte baldmöglichst nach Bischofsbrück, hatte er doch an der dortigen Akademie, wo er unter anderem als Professor lehrte, die Studenten schon mehrere Wochen im Stich gelassen. An der Bar des Hotels *Interconti*, wo er sich von seinen Enttäuschungen erholen wollte, traf er völlig überraschend einen Mann, dessen Stimme ihm irgendwie bekannt vorkam.

*«May I help you, Sir?»* fragte der Barkeeper routiniert beflissen. *«Another Whisky, please.»*

*«Soda?»*

*«No Soda. Oh»*, lallte Klötzer, der schon einiges eingezogen hatte, *«I really like the very, very pure Whisky.* Verstehste?»

Den Barkeeper focht das nicht an. Mit Haltung frug er: *«Would you like ice, Sir?»*

«*Ice?* Ne. *No. No ice today.* Verstehste. Hab heute schon mal so 'ne frigide Mutti ... Aber das verstehste nich. *No ice. Pure. Really pure.*»

Der Barkeeper schob ihm erneut ein Glas Whisky hin. Der Alkohol zeigte Wirkung. Die Welt sah allmählich wieder etwas anders aus. Klötzers Selbstvertrauen stieg langsam wieder in ihm hoch. Obwohl er sich geschworen hatte, die Hände von Frauen zu lassen, sich fürderhin nur der Kunst zu widmen, verspürte er erneut Gefühle der Lust, als ein dunkelhäutiges Mädchen auf der anderen Seite der Bar ihm zuprostete. Dies war nichts Ungewöhnliches in der Bar des *Interconti*. Die jungen, hübschen, dunkelhäutigen Frauen, die dort anzutreffen waren, mußten dem Barkeeper monatlich eine runde Summe abliefern, um überhaupt dort auftauchen zu dürfen. Das Hotel besaß eigene Sicherheitskräfte. Sie alle mußten bestochen werden. Doch das Geschäft lohnte sich für die Mädchen. Wer es gelang, einen Weißen für die Nacht zu angeln, die wußte, daß sie dadurch etwa so viel verdienen würde wie ein normaler Arbeiter in vierzehn Tagen. Und schon der konnte glücklich sein in einem Land mit einer Arbeitslosenquote von über 60 Prozent. – Klötzer prostete zurück. Die junge Dame verstand dies als eindeutige Aufforderung und setzte sich neben ihn auf den Barhocker. Dem immer noch wachen Auge des Künstlers entging dabei nicht die straffe Haut ihrer Oberschenkel, die der lange Schlitz des Kleids freigab, als sie sich hochrekelte.

*«Would you like a drink?»* fragte Klötzer, um die Situation zu überbrücken. Sie lächelte und schob dem Barkeeper ihr Glas hin. Sie trank Ginger Ale.

*«And another Whisky for me.»*

Klötzer brauchte etwas zur Stärkung. Glücklicherweise kühlte die Klimaanlage seinen Kopf und seinen Körper. Draußen herrschten immer noch etwa 32 Grad. Er fürchtete schon den Schock beim Verlassen der Bar. Als Klötzer nach dem ersten gemeinsamen Schluck seinen Arm um die schmale Hüfte der Frau legte, tippte ihm von hinten jemand auf die Schulter. Erbost drehte er sich um.

Im schummrigen Schein des Barlichts machte er einen Typ aus mit lascher Haltung, T-Shirt und Goldkettchen sowie verknitterten Jeans. Es hätte einer seiner älteren Studenten sein können. Folgerichtig versuchte er es auf die Tour von Mensch zu Mensch: «Wenn die Dame Ihnen gehört, so kann ich nur sagen: Kleiner Ästhet, was?»

Das zog in diesem Fall jedoch nicht, wie er unschwer an der Antwort trotz alldem noch zu merken in der Lage war.

«Sie gehört weder mir noch Ihnen, Herr Klötzer. Oder werden deutsche Kunstprofessoren in lauen Tropennächten, wenn der Whisky gewirkt hat, zu alten Kolonialisten?»

Diese eiskalte Frage hatte Thomas Klötzer zu dieser Stunde nicht erwartet. Klötzer ließ seine Hand von der Hüfte der Dame heruntergleiten, nicht ohne sie vorher noch kurz gedrückt zu haben, und pflanzte sich vor dem tropfenförmigen Typ auf.

«Was wollen Sie eigentlich? Wie heißen Sie?»

«Hottah Hegel, wenn Ihnen das was sagt.»

Und ob. Zwischen Zähneputzen und Frühstück hatte Thomas Klötzer sehr wohl den Radio BB-Moderator gehört. Verdutzt wiederholte Klötzer den bisher unbeantwortet gebliebenen Teil seiner Frage: «Was wollen Sie hier?»

## 52

«Diese indische Küche, phantastisch», schmatzte Dr. h. c. Peschke.

«Sie sind häufig in Indien?» fragte klug Karin Dahms, die hübsche Stewardess.

«O ja. Wir haben sehr enge Verbindungen hierher.»

«So? Lohnt sich denn das? Ich meine, die Leute sind doch arm hier. Die haben doch gar kein Geld für Ihre Pillen.»

«Sie verstehen vielleicht etwas vom Fliegen, meine Liebste, aber wenig vom Geschäft.»

Dr. h. c. Peschke schmatzte, lachte und war jetzt ganz in seinem Metier.

Karin Dahms machte – wie offensichtlich von ihr erwartet – ein wenig auf dumm: «Das geb ich gern zu. Aber mein simples Gemüt sagt mir, daß man mit Armen kein Geschäft machen kann.»

«Kann man doch, meine Liebste. Und das ist einfacher, als Sie denken. Sehen Sie, die Dinge sind so. Indien ist, sagen Sie zu Recht, ein armes Land. Und doch gibt es hier auch sehr reiche und vernünftige Leute. Hier in Bombay sind es vor allem die Parsen. Sie haben eine eigene Religion, den Zoroastrismus, und eine wichtige Glaubensregel besagt: Preise gutes Denken, gutes Reden und gutes Handeln.»

«Schöne Worte», schob sie ein, um ihn zum Weiterreden zu ermuntern.

«Wie man's nimmt. Jedenfalls haben es die Parsen mit diesem Grundsatz zu etwas gebracht. Sie sind die Unternehmer, die Bankiers, die Rechtsanwälte und auch die Schnapsbrenner. Mit anderen Worten: Wenn man hier im Westen Indiens Geschäfte machen will, dann muß man zunächst die Parsen für seine Idee gewinnen.»

«Und das ist Ihnen gelungen?» fragte harmlos Karin Dahms.

«In gewisser Weise schon. Denn ein weiterer Glaubenssatz, eine weitere Richtschnur für ihr Handeln ist es, den Bedürftigen zum Ruhme Gottes beizustehen.»

«Und dabei helfen Sie ihnen?»

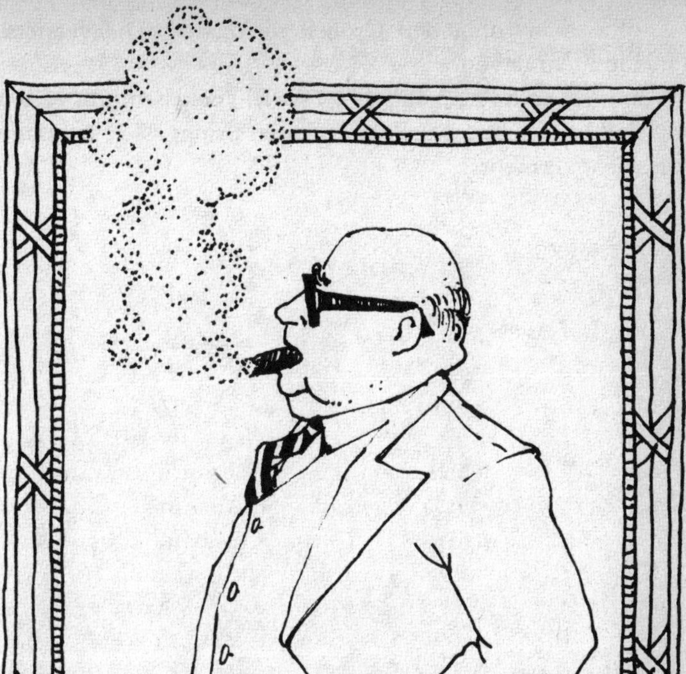

*Die großen Geschäfte …*

… sollte man ruhig den Großen überlassen. Die verstehen ohnehin mehr davon.

Von Geld sollte man allerdings soviel verstehen, um zu wissen, daß es – richtig angelegt – Zinsen bringt, sich sozusagen von selbst vermehrt.

«Ganz recht, meine Liebste. Dabei kam die Idee noch nicht mal unmittelbar von uns, Sie wissen, das Problem Nummer eins in den Entwicklungsländern ist das Bevölkerungswachstum. Sowohl die indische Regierung als auch die Vereinten Nationen wollen es so gering wie möglich halten. Die Parsen haben diese Idee aufgenommen und Gelder der Vereinten Nationen, der Zentralregierung und auch bei sich selbst zusammengetragen und uns beauftragt, die Idee zu verwirklichen.»

«Sie wollen die Leute zwangssterilisieren?»

«Ach wo», wehrte der Pharmachef entrüstet ab, «das war diese archaische Methode, grausam und brutal. Sie wissen, das hat Indira Gandhi schon mal fast den Kragen gekostet. Nein, nein, meine Liebste. Wir machen das viel eleganter. Nicht mechanisch wie unsere Vorväter, sondern chemisch. Das heißt: Wir sind erst dabei. Unsere Testserien sind noch nicht abgeschlossen. Aber der Erfolg ist schon zum Greifen nahe. Und: es ist ein gutes Geschäft – für uns und für die Parsen. – Phantastisch – diese indische Küche, nicht wahr?»

Das *Ambassador*, in dem die beiden aßen, liegt auf einem der Malabar-Hügel von Bombay, einem der exklusiven Stadtteile Bombays. Hier wohnen in prunkvollen Häusern die Parsen. Hier oben aber liegen auch die «Türme des Schweigens», Schächte mit hohen Mauern, in die die Parsen ihre Toten legen. Sie werden von Geiern gefressen, und die sauber abgenagten Knochen fallen dann in die mit Kalk und Phosphor gefüllte Tiefe, wo sie allmählich zerfallen. Luft, Wasser, Erde und Feuer – die Elemente also – müssen nach den Glaubensvorstellungen der Parsen sauber und rein erhalten werden. Deswegen werden die Toten nicht beerdigt und verbrannt. Karin Dahms, die Stewardess von Jumbo Air, hatte an diesem Abend eine ganze Menge über Indien gelernt. Als sie sich kurz nach Mitternacht von Dr. Peschke verabschiedete, nicht ohne ein weiteres Treffen vereinbart zu haben, und in das Taxi stieg, um ins *Interconti* zu fahren, sah man in der Ferne, im Mondschein der schwülen Tropennacht, die Geier auf den Bäumen sitzen. Karin Dahms war abergläubisch.

## 53

«Was wollen Sie hier?» wollte Klötzer von Hegel wissen.

Dessen Gesicht überzog jedoch nur ein breites Lächeln, und es dauerte eine Weile, bis er antwortete: «Der Genius Loci in Bischofsbrück ist feucht. Darf ich Sie – wenn auch fern der Heimat – zu einem Whisky einladen?»

Klötzer konnte, sowohl auf die Vaterstadt als auch auf Whisky angesprochen, schlecht nein sagen. Bedauerte allerdings dennoch den Vorschlag, da er sich von der Bardame, die neben ihm saß, mehr Trost versprochen hatte als von einem Menschen aus Bischofsbrück.

*«Whisky, please»,* orderte Hottah Hegel, bevor Thomas Klötzer Einwände erheben konnte. Und der Barkeeper brachte nicht nur zwei Whiskys, sondern auch noch ein paar Ginger Ale. Für Susan, die in diesem Augenblick noch hoffte, zwei Freier für diese Nacht gefunden zu haben.

*«Cheers»,* prostete Hegel.

«Prost», gab Klötzer sauer zurück.

Susan schmiegte sich von hinten an Klötzers Oberkörper, auch sie prostete Hottah Hegel zu.

«Ich will hier eine Feature machen», versuchte Hegel nun zur Sache zu kommen.

«Wo? Hier in Bombay?» Klötzer war erstaunt.

«Nee, in Paano. Ein Feature über den Bhagwan und seinen Ashram.»

«Ach Gott!» Dafür fehlte Klötzer jegliches Verständnis.

Und als Hegel dann fortfuhr: «Ich vermutete, Sie dort zu finden – zusammen mit der Gräfin», wurde aus Klötzers Unverständnis gelinder Ärger. Einem Journalisten, so sagte sich Klötzer jedoch, begegnete man am besten und in jedem Fall neutral. Und so fragte er vorsichtig: «Woher wissen Sie, daß wir dort ...»

«Journalisten, lieber Klötzer, wissen viel, *cheers.*»

Diese Antwort Hottah Hegels brachte Klötzer auch nicht weiter. Susan langweilte sich beim Gespräch der beiden Herren.

Interesse fand sie nur an dem Goldkettchen, das Hottah Hegel am Hals trug. Sie wunderte sich über den Schmuck der weißen Männer. War dies ein Zeichen ihrer Stärke?

«Ist die Gräfin noch dort?» wollte Hottah Hegel nun wissen.

«Ja. Sie werden sie ja sehen, wenn Sie hinfahren», meinte Klötzer sichtlich weder daran noch an einer Fortführung des Gesprächs interessiert.

«Sie fahren doch mit – oder?»

«Nein», Klötzer spielte ein sehr müdes Gähnen, «ich fliege übermorgen zurück nach Deutschland.»

«Oho. Ein kleines Zerwürfnis?»

«Fragen Sie nicht so doof, Hegel.»

«Also kein Zerwürfnis?» schlug Hegels Dialektik Salto.

«Ich sage Ihnen eines. Dies ist eine lausige Masche, die Sie hier abziehen. Von mir aus können Sie aus der Geschichte machen, was sie wollen – nur eines sage ich Ihnen ganz deutlich: Lügen dürfen nicht gesendet werden!»

Susan war erschrocken über den harten Ton, den Klötzer plötzlich anschlug. Sie bekam ein wenig Angst vor ihm und setzte sich zurück auf den Barhocker.

*Regie: Währenddessen hört man im Hintergrund das Läuten des Telefons. Der Barkeeper hebt ab und fragt:*

«Mr. Hegel? Mr. Hottah Hegel – *telephone, please.*»

Wer verlangt in dieser späten Stunde nach Hottah Hegel? Ist es die Redaktion, die von ihm einen aktuellen Vorbericht möchte? Ist es Hegels dreijähriger Sohn Daniel, der den Vater sprechen möchte? Oder ist es gar Karin Dahms, die Stewardess von Jumbo Air?

## 54

Daheim in Bischofsbrück war die Leidenschaft des Moderators für das Telefon bekannt. Nicht selten telefonierte er auf drei Apparaten mit drei Leuten gleichzeitig. Hier jedoch – inmitten der lauen Tropennacht in Bombay – machte sich das Telefon eher fremdartig aus. Und anders als in der Redaktion von Radio Bischofsbrück nahm Hottah Hegel in diesem Moment langsam, eher beiläufig den Telefonhörer in die Hand und fragte gelangweilt: «Ja, hallo?»

Als Hegel die Stimme am anderen Ende der Leitung vernahm, verzog sich sein Gesicht zu einem breiten Grinsen. Er drehte sich halb um und versuchte mit der anderen Hand eine Zigarette aus der Schachtel zu holen, die auf der Theke der Bar lag. In diesem Augenblick stand der Künstler Klötzer auf und ging schnellen Schrittes in Richtung Tür. Er hatte offensichtlich keine Lust mehr, sich weiter mit Hottah Hegel zu unterhalten. Im Türrahmen blieb er stehen, schaute zurück und machte mit der linken Hand eine Bewegung. Susan, die zierliche dunkelhäutige Bardame, folgte ihm. Als Hottah Hegel sich wieder umdrehte, sah er nur noch schemenhaft, wie der Arm des Künstlers den Körper der Frau umschlang und beide im Dunkeln verschwanden.

«Sie sind gerade verschwunden», sagte er halb belustigt und: «Ich bestelle Ihnen schon mal einen Whisky – bis gleich.»

Es dauerte keine fünf Minuten, bis Karin Dahms, die Stewardess von Jumbo Air, die nur schwach erhellte Bar des *Interconti* betrat. Als sie Hottah Hegel wie einem alten Bekannten die Hand gab, roch dieser sofort das teure Parfum von Chanel. Es war genau eine Stunde nach Mitternacht.

«Bin ich nicht pünktlich?»

«Wie ein Linienflug!» lobte Hegel.

«Ein Linienflug ist nichts dagegen. Sie haben uns noch nicht richtig kennengelernt», säuselte sie trotz der späten Stunde das Hohelied auf Jumbo Air.

«Das kann ja noch werden. Wie ich hoffe. Hier», er reichte ihr den Whisky, «das wird Ihnen guttun.»

«O ja. Nachdem ich mich einen ganzen Abend lang zurückgehalten habe. Zum Wohl.»

*«Skol»*, machte Hegel auf international.

Karin Dahms und Hottah Hegel hatten am Ende ihres Gesprächs Mühe, die richtige Zahl der getrunkenen Whiskys zu treffen. Es mochte gegen vier Uhr sein, als sie ins Bett gingen. Hottah Hegel brummte der Kopf. Was er von Karin Dahms über die Aktivitäten des Pharmariesen Sachse-AG in Indien erfahren hatte, war faszinierend genug, den Dingen weiter auf den Grund zu gehen. Was wollte Dr. Peschke, der Pharmaboss, gerade jetzt in Indien? Waren die Medikamentenversuche zur Unfruchtbarmachung der indischen Frauen erfolgreich gewesen? Fragen über Fragen. Doch was Hottah Hegel zu dieser frühen Morgenstunde nicht wissen konnte: Auch Dr. Peschke wollte nach Paano zu Bhagwan Haschi Brabesch.

## 55

Dr. h. c. Peschke, der Boss des Pharmariesen Sachse-AG, der Leiter der Abteilung Forschung, Dr. Schrat, Professor McDonald, Leiter des UN-Departments «Bevölkerungsexplosion», der indische Gesundheitsminister Ranjai und Gerald Ashid Moneymaker, Bankier, in Bombay. Der Grund des Treffens: die Vorstellung einer neuen Methode der Schwangerschaftsverhütung, die der Pharmariese Sachse-AG in Indien entwickelt und in Großversuchen getestet hat. Dr. h. c. Peschke hatte die Sitzung eröffnet und seinen Forschungsleiter Dr. Schrat gebeten, die Ergebnisse des Großversuchs zu berichten:

«Meine Herren, ich freue mich, Ihnen den erfolgreichen Abschluß unserer Versuchsreihen vermelden zu dürfen und glaube, daß wir mit unserm neuen Sachse-Produkt endlich den Kampf gegen die Bevölkerungsexplosion auf unserem Planeten gewonnen haben. Nachdem alle üblichen Methoden der Empfängnisverhütung, als da sind Pille, Spritze, Pessar, Schaum, Kondom usw., sich als unzweckmäßig besonders in den Dritte Welt-Ländern erwiesen haben, und die Zwangssterilisation, wie Sie besonders hier in Indien wissen, politisch nicht durchsetzbar war, mußten wir einen neuen Weg gehen und haben ihn gefunden. Wie sieht er aus? Nun, wir haben eine Methode entwickelt, die – und die Welt ist ja voller Paradoxien – in der Bekämpfung der Unfruchtbarkeit schon lange Anwendung findet. Wir haben den Spieß nur umgedreht, wenn Sie so wollen. Die Lösung des Problems besteht für uns im gelungenen Verschluß der Eileiter, und dies gelingt uns auf relativ simplem Wege. Wir verwenden ein verändertes und damals von Fikentscher und Semm entwickeltes Universalperturbationsgerät. Wir bringen dieses Gerät an den Muttermund und pressen mit einem Druck von 100 bis 250 mm Hg ein Gemisch von Kohlensäuregas und den Hormonkombinationen Cyclodur und Fertofenil in den Uterus. Von dort gelangt das Gemisch in die Eileiter und führt dort – auf Grund einer recht einfachen chemischen Reaktion – zu einem Verschluß der Tuben.»

«Darf ich Sie fragen, wie Sie sich diesen plötzlichen Verschluß erklären?» wollte Professor McDonald wissen.

«Wir wissen es noch nicht ganz genau. Wir nehmen an», dozierte Dr. Schrat, «daß unsere Hormonkombination sozusagen lokal wirkt – und zwar sehr, sehr lange, wir glauben, mindestens zehn Jahre –, möchten allerdings auch nicht ganz den Gedanken verwerfen, daß die lokale Wirkung durch eine zunehmende Aktivität der Hirnanhangdrüse verstärkt wird. Jedenfalls verdichten sich die Eileiter so sehr, daß die Eier nicht hindurchgelangen, sondern sich in der Bauchhöhle verflüchtigen.»

«Und wie machen Sie den Verschluß wieder rückgängig?» fiel Professor McDonald dem Leiter der Abteilung Forschung der Sachse-AG ins Wort und auf den Wecker.

«Ganz einfach: Wir setzen wieder das Universalgerät an, jedoch mit einem anderen Gemisch – Sie werden verstehen», Dr. Schrat wollte durch ausführliche Ausführungen nicht noch mehr Zwischenfragen nachgerade provozieren, «daß ich Ihnen dies nicht im einzelnen erkläre –, und dieses führt zu einer erneuten Durchlässigkeit der Eileiter. Nach Belieben also lassen sich die Eileiter schließen und öffnen. Der Eingriff dauert nur wenige Minuten und kann im Grunde – was ja für Sie besonders wichtig ist – von jeder Krankenschwester vorgenommen werden.»

«Bevor Sie, meine Herren», Dr. Peschke ließ demonstrativ dezent den Korken aus einer Flasche Roederer hochgehen, «weitere Fragen haben – besten Dank, Herr Dr. Schrat – denke ich, sollten wir auf diese, wie ich finde, revolutionäre Entwicklung das Glas heben.»

Dr. h. c. Peschke hatte mehrere Champagnerflaschen kalt stellen lassen. Er wußte, daß die Teilnehmer dieser kleinen Herrenrunde hart zu fragen wußten und daß die weitere Anwendung des Verfahrens von den nächsten Minuten abhing. Der Champagner, so dachte Dr. h. c. Peschke, könnte zur Entspannung beitragen. Würde seine Rechnung aufgehen?

## 56

Tatsächlich ging die Rechnung auf. Gelockert setzten sich die Herren wieder an den Konferenztisch, wobei Flaschen und Gläser auf dem Tisch stehenblieben. Das Wasser, das an den eisgekühlten Kübeln herunterlief, sammelte sich auf der Mahagonitischplatte zu kleinen Pfützen.

«Der Wein und die Wahrheit sind sich insofern ähnlich, als man mit beiden anstößt.»

Mr. Moneymaker hatte noch mehrere solche Sprüche auf Lager, wollte gerade mit einem anderen aufwarten, wurde aber unterbrochen:

«Meine Herren: Bitte stellen Sie an Herrn Dr. Schrat ihre kritischen Fragen», munterte Dr. h. c. Peschke die Runde vorsichtig auf.

«Mich interessiert, wie Sie verstehen werden, zunächst einmal, wie die Testpersonen auf ihre Methode reagiert haben. Gab es Widerstände?»

Dem Gesundheitsminister war noch zu sehr in Erinnerung, daß es ähnlicher Dinge wegen zu ganz erheblicher Unruhe in der Bevölkerung gekommen war.

Dr. Schrat war jedoch auf solche Fragen vorbereitet.

«Ich darf Sie beruhigen. Es gab überhaupt keine Widerstände. Die Methode hat ihren besonderen Vorzug ja gerade in der Tatsache, daß der Verschluß der Eileiter jederzeit rückgängig gemacht werden kann. Die Leute waren zufrieden, als wir ihnen das zusicherten. Allerdings muß ich darauf hinweisen, daß die Versuchspersonen von uns 10 Rupien bekommen haben, so daß schon von daher Zufriedenheit die Regel war.»

Dr. h. c. Peschke erteilte das Wort Mr. Moneymaker, welcher heftigst darum gebeten hatte.

«10 Rupien ist für hiesige Verhältnisse eine ganze Menge. Wenn ich Ihre bisherigen Papiere richtig studiert habe, dann kostet ein einziger Eingriff rund 10 Dollar. Das ist zu teuer.»

«Wenn ich hierzu etwas sagen darf: Natürlich ist dieser Preis sehr hoch. Aber vergessen Sie bitte nicht», wandte der Pharmaboss ein, «welche Kosten Sie tragen müssen, wenn ihre Bevölkerung sich weiter so vermehrt. Professor McDonald?»

«Dieser Preis ist natürlich, mein verehrtester Herr Peschke, astronomisch. Schließlich haben sich die Vereinten Nationen an der Entwicklung dieser neuen Methode beteiligt ...»

«... aber wir», wiegelte Dr. h. c. Peschke ab, «wir haben den Hauptteil finanziert ...»

«... Schon gut, schon gut. Niemand will Ihnen Ihren Gewinn streitig machen. Aber der Preis müßte sich natürlich in dem Maße verringern, in dem wir, die UN-Department, die Methode auch für andere Länder propagieren», sprach Professor McDonald, um nochmals seine «UN-Department-Bevölkerungsexplosion» ins Gespräch gebracht zu haben.

«Wir werden dann selbstverständlich», griff dieses Dr. h. c. Peschke wohlwollend auf, «mit uns reden lassen.»

Einen nicht völlig unwichtigen Einwand zu machen fühlte sich Gesundheitsminister Ranjai verpflichtet. Schließlich wurde möglicherweise Protokoll geführt: «Nun gut. Wie sicher ist denn Ihre Methode eigentlich, Herr Dr. Schrat?»

«Sehr sicher. Wir hatten eine Erfolgsquote bei unserem Kollektiv von 10000 Frauen von über 90 Prozent.»

«Nebenwirkungen?»

Schon wieder dieser Ranjai, dachte Dr. Schrat und antwortete schon etwas ungehalten: «Jedes Medikament, das brauche ich Ihnen, Herr Minister, nicht zu sagen, hat Nebenwirkungen. Ich darf auch nicht verhehlen, daß uns die Nebenwirkungen noch einige Sorge machen.»

Womit er dem Gesundheitsminister noch einmal ein Stichwort gegeben hatte.

«Einer meiner Health Officers hat mir von einigen Todesfällen berichtet, die seiner Meinung nach im Zusammenhang mit Nebenwirkungen Ihrer Methode aufgetreten sind.»

«Ich will Ihnen nichts verschweigen», log Dr. Schrat. «Wir hatten einige unangenehme Vorkommnisse. Die erste Hormonmischung, die wir spritzten, war zu hoch dosiert, sie wurde zudem mit einem zu hohen Druck verabreicht, was zur Folge hatte, daß sich das Gemisch in der Bauchhöhle verteilte, dort unkontrollierte Reaktionen hervorrief, die sich auf das gesamte Drüsensystem auswirkten. In einigen Fällen bekamen wir diesen Prozeß in der Tat nicht mehr in den Griff...»

Dr. Schrat konnte seinen Ärger über den Boss Dr. h. c. Peschke nur noch mühsam unterdrücken, hatte dieser doch ganz offensichtlich versäumt, diesen Querulanten Ranjai entsprechend zu schmieren, denn dieser unterbrach schon wieder mit der lapidaren, unqualifizierten Frage:

«In wie vielen Fällen?»

«In etwa zehn Fällen», antwortete er jedoch. Was bedeutet das schon, hätte Dr. Schrat beinahe laut gedacht. «Ich darf Sie beruhigen. Wir haben daraus gelernt. So etwas kann heute nicht mehr passieren.»

Dr. h. c. Peschke kam seinem Leiter der Abteilung Forschung zu Hilfe: «Der Preis des Fortschritts», sagte er fröhlich in die Runde.

Als Dr. Schrat im weiteren Verlauf des Gesprächs davon berichten mußte, daß es bei der Hälfte der Frauen zu erheblichen Komplikationen kam – Erbrechen, Menstruationsstörungen, Gewichtsveränderungen, Blutdruckschwankungen –, herrschte Skepsis in der Runde.

Und aus heiterem Himmel stellte Mister Moneymaker die provokante Frage: «Warum nehmen Sie eigentlich nicht Ihre europäischen Frauen als Versuchskaninchen?»

Dr. h. c. Peschke konterte: «Ich darf Sie beruhigen: als seriöse Wissenschaftler haben wir natürlich eine Kontrollgruppe – und zwar in Europa.»

Konnte Peschke mit dieser Bemerkung die Stimmung nochmals wenden? Wo wurden Frauen in Europa getestet?

## 57

Während Dr. h. c. Peschke in Bombay mit dem Hinweis zu beruhigen versuchte: «Als seriöse Wissenschaftler haben wir natürlich eine Kontrollgruppe – und zwar in Europa», hatte Jumbo Fant etwa zur gleichen Zeit seinem neuen Mitarbeiter Dr. Borg alias Robert Papst ein Manuskript in die Hand gegeben mit der Bemerkung: «Eine heiße Geschichte – Menschenversuche in der Pharmaindustrie. Muß nachrecherchiert werden. Einfach so kann man das nicht senden, da kriegen wir unendlichen Zores. Aber schau dir mal das Material an.»

Beim Durchblicken des Manuskripts wurde Dr. Borg, wie wir uns erinnern, bleich, und Jumbo Fant fragte ihn erstaunt:

«Was ist los?»

Dr. Borg hatte sich recht schnell wieder gefangen. Er setzte sich auf die Tischkante und stimmte seinem Redaktionsleiter bei: «Das ist in der Tat eine heiße Geschichte. Ich werd mich drum kümmern.»

Der Frauenarzt Dr. Borg, der bei Radio Bischofsbrück als Robert Papst untergetaucht war, war in mehrfacher Weise schokkiert, als er das Manuskript nochmals in Ruhe durchlas. Er selbst hatte an den Menschenversuchen, über die darin berichtet wurde, mitgewirkt. Allerdings voller Unschuld. Zunächst hatte er es für eine Ehre gehalten, als Dr. h. c. Peschke, der Boss des Pharmariesen Sachse-AG, ihn angerufen und gebeten hatte, in seiner Praxis eine neue Methode der Schwangerschaftsverhütung auszuprobieren. Er hatte den Beruf des Frauenarztes schon immer als Auftrag verstanden, der Eid des Hippokrates war für ihn Richtschnur des Handels geworden, und wo immer er helfen konnte, tat er es. Und so war es denn auch selbstverständlich für ihn, daß er mit aller Offenheit Dr. h. c. Peschke nach dreimaligem Anwenden der neuen Methode sagte, was er davon hielt: «Ich halte die weitere Anwendung dieser Methode für unverantwortlich. Die Nebenwirkungen sind beträchtlich – sie übertreffen alles, was ich bislang bei der Pille oder beim Pessar erlebt habe.»

Am darauffolgenden Tag erhielt Dr. Borg einen eingeschriebenen Brief. Das freundliche Schreiben und die Aufforderung Dr. Peschkes, die Versuchsreihe nicht abzubrechen, verwunderte ihn wenig, doch erstaunt war er über den Scheck in Höhe von 10000 DM, der dem Schreiben beigelegt war und zu dem es unter P. S. hieß: «Wir erlauben uns, Ihnen einen kleinen Geldbetrag beizulegen, den Sie sicherlich für die Teilnahme am 10. Internationalen Gynäkologenkongreß in Tokio gebrauchen können.»

Noch am selben Tag schickte er den Scheck an Dr. Peschke zurück und unterrichtete ihn telefonisch davon, daß weitere Bestechungsversuche zwecklos seien. Dr. h. c. Peschke legte den Hörer erbost auf die Gabel und schrie hysterisch im Büro herum: «Verdammte Scheiße! Elender Kerl! Ausgerechnet du! Das wirst du mir büßen. Ich mach dich fertig, so wahr ich Dr. h. c. bin!»

## 58

Dem Manuskript, das ihm Redaktionsleiter Jumbo Fant gegeben hatte, entnahm Dr. Borg, daß einige seiner ehemaligen Kollegen – im Gegensatz zu ihm – die Versuche fortgesetzt hatten. Diese ehemaligen Kollegen hatten die neue Methode zur Empfängnisverhütung auch dann noch weiter getestet, als sich herausstellte, daß sie nicht unerhebliche Nebenwirkungen mit sich brachte. Doch was Dr. Borg bisher nicht wußte, versetzte ihn noch mehr in Erstaunen. Die eigentlichen Testreihen waren in Indien abgelaufen. Ihn ekelte vor dem, was die Medizin alles im Namen des Hippokrates anrichtete.

Dr. Borg las halblaut und wurde immer nachdenklicher: «Die Versuche in Indien führten in mindestens zehn Fällen zum Exitus. Die Zahl der Frauen, die im Laufe des Versuchs unter erheblichen Schmerzen litten, geht in die Tausende. Alexander Mitscherlich hat einmal gesagt: Unsere Medizin ist auf dem Wege, eine Veterinärmedizin zu werden – diese Prognose wird bei diesen Experimenten in erschreckender Weise bestätigt.»

Dr. Borg nickte, als er die Zeilen las. Er spürte, wie langsam in ihm eine Kraft aufstieg, die ihm sagte, daß er etwas dagegen tun müsse. Jetzt, in der Rolle des Redakteurs, konnte er nicht mehr seinen Hippokrates heranziehen. Ihm schoß der kategorische Imperativ des Philosophen Kant durch den Kopf. Aber jetzt fühlte er, daß er selbst derjenige war, der zur Tat schreiten mußte. Er wählte die Nummer von Dr. h. c. Peschke. «Sachse-AG, Sekretariat Dr. Peschke», meldete sich die Sekretärin.

«Papst. Radio Bischofsbrück. Ich möchte Herrn Dr. Peschke sprechen», verlangte er bestimmt.

«Dr. Peschke ist nicht im Hause. Darf ich ihm etwas ausrichten?»

«Es ist sehr dringend. Wo kann ich ihn denn erreichen?»

«Dr. Peschke befindet sich auf einer Dienstreise in Indien.»

«Können Sie mir seine Nummer geben? Seine Hotelnummer.»

«Darf ich Sie fragen, was Sie von ihm wollen?»

Dr. Borg überlegte. Sollte er etwas vom Himmel herbeilügen

oder sollte er die Wahrheit sagen. Er entschloß sich, wie es seine Art war, zu letzterem: «Es geht um Contraceptil ...»

Die Sekretärin schien zu wissen, daß die Aktion Contraceptil zu den vorrangigsten Projekten der Sachse-AG gehörte, und sie zögerte keinen Augenblick mehr, dem Redakteur von Radio Bischofsbrück die Nummer des *Ambassador* in Bombay zu geben. Dr. Borg schien die Nummer erleichtert zu notieren.

«379542 in Bombay. Besten Dank.»

Nachdem er aufgelegt hatte, nahm er den Hörer sofort wieder ab. Es war 15 Uhr in Bischofsbrück. In Bombay war es 10 Uhr vormittags. Dr. Peschke mußte also zu erreichen sein. Doch während er die Nummer wählte, hielt er inne. Er legte wieder auf. Auf seiner Stirn zeichneten sich nachdenkliche Falten ab. Dann nahm er den Hörer erneut ab. Doch die Nummer, die er dann wählte, war keine Nummer in Indien. Nein – dies war ein Ortsgespräch. Dr. Borg lehnte sich von seinem Schreibtisch zurück und hielt den Telefonhörer etwas weg von seinem linken Ohr. Eine Stimme meldete sich: «Anna Tortelloni.»

Was wollte Dr. Borg alias Robert Papst von Anna Tortelloni, der Schwester von Luigi Tortelloni, mit dem er gemeinsam aus dem Gefängnis ausgebrochen war, und die ihn nach dem Ausbruch in seinem Äußeren verändert hatte?

## 59

«Borg. Ich brauche deine Hilfe, Anna. Wann kann ich dich sehen?»

«Bist du verrückt? Du darfst mich nicht sehen. Sonst sind wir alle aufgeschmissen. Wo bist du?» fragte Anna Tortelloni aber trotzdem.

«Im Funk», antwortete Dr. Borg alias Papst.

«Du bist leichtsinnig. Wer weiß, ob dein Telefon nicht abgehört wird.»

«Ich muß dich sprechen», flehte er.

«Okay. Um sieben bei Calamari.»

Damit legte sie ohne Verabschiedung auf.

Dr. Borg vertraute ihr. Sie hatte ihm nach dem Ausbruch aus dem Gefängnis geholfen. Im Laufe der Jahre hatte er in seiner Praxis die Seele der Frauen kennengelernt. Und dennoch waren sie ihm in einer sonderbaren Weise fremd geblieben. Bei Anna Tortelloni war das anders. Beim ersten Anblick verspürte er eine tiefe Zuneigung zu ihr. Anna arbeitete im Büro von Salvatore Calamari, dem Restaurantbesitzer und Mafiaboss. Als er das Restaurant betrat, fragte ihn der Oberkellner sofort: «Haben Sie einen Tisch bestellt?»

«Ich denke, daß dies Anna Tortelloni getan hat», erwiderte Dr. Borg.

Der Kellner wußte Bescheid. Er begleitete Dr. Borg zu einem der hinteren Tische des vornehmen Restaurants. Borg nahm Platz, während er sich etwas unsicher umschaute. Das Restaurant war noch leer, und einige Kellner schauten gelangweilt in den Raum. Er bestellte einen Aperitiv. Als er den ersten Schluck nahm, klopfte ihm jemand von hinten auf die Schulter.

«Dr. Borg. Sie erlauben, daß ich mit Ihnen anstoße?»

Calamari setzte sich ihm gegenüber. Ein Kellner brachte ihm ein volles Glas.

«Wer sind Sie?»

«Salvatore Calamari. Mir gehört dieses Restaurant. Ich freue mich, Sie als unseren Gast begrüßen zu dürfen.»

Calamari erhob sein Glas mit einem *«Salute»*, Dr. Borg tat es ihm nach und sagte zu Calamari:

«Ich bin mit Anna Tortelloni verabredet.»

«Ich weiß, Signore Borg. Sie läßt sich entschuldigen. Sie muß noch ein paar Besorgungen machen.»

«Ich habe Zeit.»

«Sie wollen sie unbedingt sprechen, Signore Borg. Warum?»

«Das werde ich ihr schon sagen.»

«Warum so kompliziert, lieber Doktor? Ich bin hier der Boss.»

Calamari deutete mit großer Geste nach links, rechts und geradeaus.

«Mir haben Sie es zu verdanken, daß Sie aus dem Knast sind. Also bitte: keine Scheu. Was wollen Sie?»

«Das geht Sie nichts an.»

Calamari lachte und zischte: «Aber Herr Doktor. Ich bitte Sie. Seien Sie vernünftig. Anna kennt keine Geheimnisse vor mir. Oder wollen Sie, daß ich die Polizei verständige und Sie wieder im Knast sitzen?»

Dr. Borg holte tief Luft. Er merkte, daß es keinen Ausweg für ihn gab. Sollte er dem Mafiaboss Calamari die Wahrheit erzählen?

## 60

Zwar schon etwas verbraucht, tat Dr. Borg die mit Thymian, Rosmarin, Origano und Knoblauchgeruch angereicherte Luft im Lokal dennoch – oder vielleicht gerade – gut. Er hatte keine andere Wahl und brachte das mit einem «Na gut» zum Ausdruck. «Sie müssen mir aber versprechen», fuhr er fort, «daß Sie niemandem erzählen, woher Sie Ihre Informationen haben.»

«Beim Tod unserer heiligen Jungfrau.»

Er bekreuzigte sich.

«Ich bekam vor etwa anderthalb Jahren einen Anruf von Dr. Peschke. Sie kennen ihn?»

«Nein, nicht persönlich. Man hat mir jedoch schon von ihm erzählt. Und wie ich weiß, hat er einflußreiche Freunde ...»

«Mag sein», unterbrach Dr. Borg Calamari. Aber ach! – hätte er doch an dieser Stelle richtig hingehört! «Jedenfalls sagte er mir», fuhr er fort, «daß die Sachse-AG eine neue Methode zur Empfängnisverhütung erproben möchte.»

Und dann erzählte Dr. Borg alles, was er wußte.

Salvatore Calamari hörte aufmerksam zu. Ab und zu stieß er einen Seufzer der Bestürzung oder auch mehrmals: «Zum Teufel mit der Medizin» aus.

Dabei funkelten seine tiefbraunen Augen. In seinem Kopf arbeitete es. Je länger Dr. Borg erzählte, desto mehr wurde ihm klar, daß diese Geschichte nicht ohne Interesse für ihn werden könnte.

Und als Dr. Borg mit den ehrlichen Worten endete: «Ich kann es nicht ertragen. Verstehen Sie? Mein ärztliches Gewissen. Diese Methode ist schädlich. Ich muß etwas tun», da beugte sich Salvatore Calamari mit seinem ganzen gewichtigen Oberkörper über den Tisch, ergriff den Arm seines jungen Gastes und meinte voller Mitgefühl:

«Ich werde Ihnen helfen, Doktor. Beim Tod unserer heiligen Jungfrau.»

Abermals bekreuzigte er sich und versprach: «Ich werde alles tun, um Ihr Gewissen zu beruhigen. Vertrauen Sie mir.»

Borg schien erleichtert und dankte Calamari überschwenglich.

«Schon gut, schon gut», wehrte dieser ab. «Geben Sie mir die Telefonnummer von Dr. Peschke in Bombay. Ich werde mich um alles kümmern.»

Dr. Borg, der die Nummer des Pharmabosses auf einen Zettel geschrieben hatte, zog diesen aus seiner Jackettasche und überreichte ihn seinem Gegenüber, Calamari stand auf.

«Ich wünsche Ihnen einen schönen Abend.»

Dann drehte er sich um und ging. Doch nach wenigen Schritten blieb er stehen, schaute zurück und rief: «Ach. Fast hätte ich es vergessen. Anna Tortelloni hat heute ihren freien Tag. Sie läßt grüßen.»

Und schon war er endgültig verschwunden. Dr. Borg glaubte, nicht richtig gehört zu haben. Wie versteinert blieb er sitzen. Hatte ihn Calamari hereingelegt? Wo war Anna? Er stand auf, wollte Calamari nachlaufen. Doch da trat ihm ein Kellner entgegen und sagte mit fester Stimme:

«Sie haben doch gehört, mein Herr. Anna Tortelloni hat heute ihren freien Tag.»

Dr. Borg spürte einen harten Griff an seinem Oberarm, und wie in Trance ließ er sich von dem Kellner auf die Straße führen.

# 61

Gräfin Retzlow wollte mit niemandem sprechen nach der großen Enttäuschung, die ihr Künstler Klötzer bereitet hatte.

Sie nahm ihren Sitz am Fenster, direkt über dem Flügel, holte eine Zeitung aus ihrer eleganten Krokodilledertasche und versenkte die schönen Augen in den Modeteil. Lustlos blätterte sie die Seiten um – bis sie bemerkte, daß ihre Nachbarin recht interessiert über den Blattrand blickte.

«Sie können die Zeitung haben!» sagte die Gräfin etwas indigniert und sehr gelangweilt.

«Null Bock, Schwester?» ward ihr eine bis dahin noch nie ans holde Ohr gedrungene Antwort. Darob jedenfalls höchlichst erstaunt erwiderte die schöne Gräfin erst mal gar nichts.

Die Nachbarin fuhr fort: «Keine Lust auf Mode, meine ich? So fängt's an.»

«Was?» fragte die Gräfin nun doch etwas interessierter, war doch Mode etwas, worüber man auch in gehobeneren Gesellschaftsschichten stundenlang Konversation betreiben konnte. «Die Bewußtwerdung» wurde der Gräfin geantwortet, was wiederum in der von ihr erhofften Art von Konversation keinen Platz hatte, jedenfalls war es bislang nicht vorgekommen. Allem Neuen jedoch stets aufgeschlossen, fragte die Gräfin: «Welche Bewußtwerdung?»

Sie musterte ihre Nachbarin erstaunt, aber mittlerweile doch fasziniert, vor allem, als sie zu hören bekam, daß «... die Kerle uns früher die Füße gebrochen haben, damit wir nicht davonlaufen können. Heute haben sie die Mode, die erfüllt den gleichen Zweck. Schau mal meine Füße! Beide kleine Zehen leicht verkrüppelt! Und warum?»

«Ja – warum?» fragte die Gräfin erschüttert.

«Kommt von den Latschen, Schwester – du bist doch sicher auch in solchen hochhackigen Pumps rumgelaufen ...»

Verschämt versuchte Gräfin Retzlow ihre eleganten Saint Laurent-Schuhe, ein letztes Geschenk ihres durch Selbstmord dahingeschiedenen Gatten, unter dem Sitz zu verstecken.

«Davon gehn die Füße kaputt, und das wollen die Typen, klaro! Daß du nicht mehr richtig laufen kannst, nicht mal hinter einer Straßenbahn her, und schon gar nicht einem Kerl davon!»

«Aber ...?» kam ein fragender Einwand der Gräfin. Daß sie nicht in der Lage war, eine inhaltliche Frage zu formulieren – hatte sie doch bislang nicht einmal den Versuch gemacht, einer Straßenbahn nach- oder einem Typ davonzulaufen –, störte die Nachbarin nicht. Sie antwortete trotzdem:

«Flaches, festes Schuhwerk ist der erste Schritt zur Frauenemanzipation, Schwester, glaub mir!»

Ob sie wollte oder nicht, Gräfin Retzlow war beeindruckt: Zu logisch erschien ihr das alles, und es war ihr nicht bewußt, welche gesellschaftlichen Hintergründe sich auftaten, wenn man einmal bewußt sich um die weibliche Mode kümmerte.

«Warum tragen wir solche Dinger überhaupt? Weil wir uns haben einreden lassen, nur damit wären wir sexy, wie Marilyn, die arme Schwester, die erst durch die hohen Schuhe den rechten Hüftschwung bekam – sie hat dafür bezahlt! Und ihre Zehen waren sicher auch kaputt. Wow!»

Gräfin Retzlow wußte nicht zu antworten. Von Bombay bis Bischofsbrück redete ihre Nachbarin auf sie ein, und am Schluß des Flugs hatte man sich für den nächsten Abend in einer Kneipe verabredet. Was würde Gräfin Retzlow dort erleben? Die Emanzipation? Die große Liebe? Würde sie flache Schuhe tragen?

## 62

Dr. Borg, der junge, sympathische Frauenarzt – jetzt Robert Papst, Entertainer im lokalen Rundfunk, unter diesem Namen bekannt und beliebt bei den jüngeren Hörern im Land –, wurde immer noch von Sorgen geschüttelt. Nicht nur die Angst, daß die Polizei seine falsche Identität aufdecken könnte, beschäftigte ihn, sondern auch das Wissen um die Machenschaften der Pharmaindustrie, das er durch Zufall gewonnen hatte. «Wer Sorgen hat, hat auch Likör», wie der Dichter sagt, und dieser Satz galt auch für unseren jungen Arzt. So war er Abend für Abend in der *Knolle*, einer kleinen Kneipe, zu finden, in der sich vorwiegend Intellektuelle trafen. Man schwätzte, machte Musik und tanzte auch ein wenig.

Aber Dr. Borg war auch heute nicht in Laune. Trübsinnig sah er von seinem Bier auf, als die Tür aufging. Es traf ihn wie ein Blitzstrahl, es wurde hell im Raum, taghell. Eine junge Frau hatte die Kneipe betreten – schlank und hochgewachsen, zarte, helle Haut, blonde Haare umrahmten in wilden und doch gepflegten Locken ihr feingeschnittenes Gesicht. Umschattet blickten tiefblaue Augen neugierig im Raum umher. Zarte Röte legte sich auf die Wangen, deren rosige Haut wie aus dünnem, durchscheinendem Pergament war. Volle rote Lippen kräuselten sich leicht, eine schmale Hand schloß nervös den Kragen der leichten, hellen Jacke über der Bluse aus dunklem Crêpe de Chine. All das nahm Dr. Borg in einem einzigen, winzigen Augenblick auf – das Leben des gehetzten Mannes, das Leben der schönen Frau – wir haben es erraten, es handelt sich um Gräfin Retzlow – sollte sich in diesem Moment verändern. Dr. Borg ließ sein schales Bier stehen, wie in Trance trat er auf die holde Erscheinung zu, mit einem gewaltigen Kloß im Hals flüsterte er: «Gestatten?» und machte eine Bewegung auf die Tanzfläche hin. Gräfin Retzlow rührte sich überhaupt nicht. Gebannt betrachtete sie den jungen Mann, der sie da so kühn aufforderte. Sie wollte den Kopf schütteln, aber es wurde ein Nicken daraus: «Bitte ...» hauchte sie mit ersterbender Stimme. Sie betraten die Tanzfläche. Aus den Discoklängen aus der alten Musicbox wurden unversehens Töne eines rauschenden Walzers ...

Die beiden schienen über die Tanzfläche zu schweben wie in einer anderen, schöneren, ferneren Welt. Unverwandt sahen sie sich an ...

«So stürbe ich, um ungetrennt ...» hauchte Dr. Borg entrückt, und ebenfalls flüsternd fiel die Gräfin ein:

«... ewig einig, ohne End ...»

«... in Lieb umfangen ...»

«... der Liebe nur zu leben!» zitierten sie flüsternd und falsch Richard Wagners ‹*Tristan*›. Die Musik hörte auf, und trotzdem blieben sie auf der Tanzfläche stehen. Da wurde der junge Arzt abrupt gestört: «Kommen Sie schnell!»

Er bemerkte Anna Tortelloni, die schöne Italienerin, die Schwester seines Mafia-Freundes Luigi, zunächst gar nicht.

«Schnell, wir haben keine Zeit zu verlieren!»

Sie riß ihn geradezu sowohl aus seiner Verzückung als auch aus der Umarmung der Gräfin. Höhnisch blitzten Anna Tortellonis schwarze, verführerische Augen, als sie ihn aus der Kneipe zerrte. Gräfin Retzlow starrte ihnen nach. Dann riß sie sich aus ihrer Erstarrung. Ihre Lippen verzerrten sich zum Ausdruck höchster Verachtung.

«Männer!» keuchte sie mit verhärtetem Gemüt wie ein tiefverwundetes Tier. Eine ironische Stimme neben ihr lachte: «Na – wieder auf einen Kerl reingefallen?»

Sie blickte sich um und sah Emma Donner, die sie tags zuvor im Flugzeug kennengelernt hatte. Was würde daraus werden? Würde die Liebe, kaum erblüht, schon wieder welken?

## 63

Gräfin Retzlow schüttelte ihr blondes Haupt. Die beiden Frauen – wann gab es je verschiedenere Frauen! – nahmen an einem kleinen Tisch Platz. Gräfin Retzlow bestellte einen Campari mit Orangensaft, Emma Donner einen Minztee und legte gleich los: «Reicht's dir jetzt von den Kerlen, Schwester?»

Gräfin Retzlow wußte nicht so recht, was sie antworten sollte. Also schwieg sie. Emma Donner allerdings war in ihrem Fahrwasser, spürte sie doch bei der tief verwundeten Frau eine verwandte Seele. Sie wußte die Gräfin für die Projekte ihrer Frauengruppe zu interessieren, und bald waren die beiden Frauen in ein interessantes Gespräch vertieft. Der Minztee floß in Strömen, und Emma Donner kam von einem über das andere Projekt auf dieses: «Und dann machen wir noch Filme!»

«Filme? Wie interessant!»

«Nicht wahr?» bestätigte sie, holte aus der südamerikanischen, geflochtenen Tasche, die sie bei sich trug, ein dickleibiges Manuskript hervor, legte es auf den Tisch und erklärte: «Das machen wir fürs ZDF, für die Reihe ‹Der Kamerafilm›. Ein Film über eine Frauenfrage, über ein wichtiges Thema. Er heißt ‹*The pissing link*›.»

Die Gräfin, die eine solch deftige Sprache nicht gewöhnt war, zuckte zusammen. «*The* – was?» frug sie errötend.

Emma Donner schien das nicht zu bemerken. «Na, ist doch klar – ist dir nie aufgefallen, Schwester, was für Schweine die Kerle sind? Wenn sie müssen, dann tun sie es einfach. Rücksichtsloses öffentliches Gepinkle, das jeden Hauseingang versaut.»

«Aber ...» hub die Gräfin an, Emma Donner jedoch war nicht zu bremsen:

«Unser Hauseingang ist einer ihrer bevorzugten Orte, aber sie pinkeln auch gegen Brücken, Hecken, Bäume, Zäune, überall, wogegen sich pinkeln läßt! Da stehen sie an der Hausecke, eine Hand oder auch beide lenkend am Geschlechtsteil, sinnend dem Strahl nachschauend. Ist das Geschäft erledigt, schütteln sie noch einmal ihren ganzen Körper, um auch den letzten Tropfen zu entfernen, richten sich erleichtert auf und setzen ihren Weg unbekümmert fort. Sie müssen mal, also machen sie. Es hindert sie ja auch niemand daran.»

Die Gräfin hatte mit großen Augen zugehört. Ihr Frühstücksei drohte ihr wieder hochzukommen, aber sie blickte gebannt auf Emma Donner, die nun von ihr wissen wollte:

«Hast du dich noch nie gefragt, Schwester, warum gerade Männer es tun und Frauen nicht?»

«Noch nie», antwortete die Gräfin irritiert, «das – das hat mich noch nie beschäftigt.»

«Sollte es aber.» Emma Donner ließ nicht locker. «Wichtige Frage! Und darüber haben wir einen Film gemacht – acht Stunden lang haben wir pinkelnde Kerle fotografiert, das schneiden wir auf zwei Stunden zusammen, und dann läuft's ...»

Die Gräfin war erschüttert. Daß man eine solche Sprache führen konnte! Und dennoch war sie fasziniert. Und frug deshalb, fast gegen ihren Willen: «Und – und wenn man bei Ihnen – bei euch mitmachen möchte?»

Unter lautem Gelächter leitete Emma Donner sogleich die Verschwesterung ein: «Donnerwetter! In meine Arme!» Und nach kurzer Pause – verklärt: «Schwester!»

Sie bestellte noch eine Runde Minztee und fuhr fort: «Und außerdem haben wir einen ganz tollen Plan ...»

Sie beugte sich vor und begann zu tuscheln. Welchen Plan haben die Frauen um Emma?

## 64

Anna Tortelloni drängte Dr. Borg ins Auto.

«Schnell, schnell!» sagte sie, klappte die Autotür zu und fuhr los. Als er wissen wollte, was denn los sei, winkte sie ab.

«Nicht hier! Nicht jetzt!»

Dr. Borg folgte ihr ganz verwirrt. Noch immer waren seine Sinne gefangen durch den Anblick der bildschönen fremden Frau.

Kann es gar – ja, Liebe sein? dachte er halblaut so leise vor sich hin, daß es Anna nicht hören konnte, auf die er im übrigen kaum achtete.

Diese lenkte mit verbissenem Gesicht den Wagen durch den Verkehr. Es hatte wieder zu nieseln begonnen, wässriger Schnee begann die Straßen zu bedecken. Ohne auf die Gefahren durch überfrierende Nässe zu achten, raste Anna Tortelloni los. Sie stoppte, sprang aus dem Wagen und zog den jungen Arzt hinter sich die Treppe hinauf. Sie achtete dabei nicht auf den Mann im Trenchcoat mit hochgeschlagenem Kragen, der im Schatten stand und die Haustür beobachtete. Noch weniger auf das dunkle Auto an der Ecke, in dem zwei andere Männer saßen, die wiederum den einen nicht aus den Augen ließen. In der Wohnung angekommen, verschloß Anna die Tür, lehnte sich keuchend dagegen und stellte, wenn auch immer noch vor Aufregung schlotternd, fest: «Wir sind in Sicherheit!»

«In Sicherheit? Wovor?» Dr. Borg verstand gar nichts.

Mit den allerdings auch nicht gerade inhaltsschwangeren Worten «Sie sind hinter dir her!» versuchte Anna Tortelloni Dr. Borg aus seiner Lethargie zu reißen, was diesen lediglich zu der tumben Frage: «Hinter mir? Wer?» veranlaßte.

Er schien gar nicht zu bemerken, daß Anna vom förmlichen Sie zum persönlichen Du übergegangen war.

«Die Gesellschaft!» Kaum hörbar vernahm Dr. Borg dennoch die Worte Anna Tortellonis und verstand jetzt erst recht gar nichts mehr. Seine Augen verrieten immer noch mehr Staunen denn Angst, als er fragte: «Die Mafia? Aber – die haben mich doch rausgeholt! Mir geholfen – warum jetzt andersherum?»

Anna Tortelloni jedoch wußte darauf keine Antwort. Nur dies konnte sie Dr. Borg sagen: «Der Pate ist hier, Don Vitello Tonnato höchstpersönlich», und bei der Nennung dieses Namens erschauerte sie hör- und sichtbar. Und was noch schlimmer ist – er hat sie mitgebracht!»

Noch einmal – nur stärker – schauderte Anna, als sie das Wort «sie» aussprach. Es mußte sich um schreckliche Leute handeln.

So war es kein Wunder, daß Dr. Borg fragte: «Wer sind, ‹sie›?»

«Man nennt sie auch *i solisti romani* – zwei Männer aus Rom, die mit Klaviersaiten arbeiten. Du verstehst –»

Dabei machte sie die Gebärde des Halsabschneidens.

«In Wirklichkeit», fuhr Anna Tortelloni fort, «heißen sie Olio und Aglio, sie sind zwei der gefürchtetsten Killer der Mafia. Du mußt weg, fliehen, sofort!»

Dr. Borg schüttelte den Kopf, verstand immer noch schon wieder gar nichts und fragte Anna: «Und Sie – warum helfen Sie mir? Sie gehören doch auch dazu?» Dr. Borg, für seine vollendeten Umgangsformen bekannt, blieb beim unpersönlichen Sie. Anna wandte sich ihm zu. Ihre schwarzen Augen blitzten, das dunkle Haar hing in wilden Locken um ihr schmales Gesicht mit der scharfen, geraden Nase und den vollen, lüsternen roten Lippen, die perlweiße Zähne entblößten. Ihr voller Busen wogte unter dem dünnen Gucci-Pullover in pink und eierschalen, den Modefarben der Saison.

«Das fragst du noch?» Sie zischte es fast mehr als sie es sagte, und wiederholte: «Das fragst du noch? – Weil ich dich liebe! Weil ich mich nach dir verzehre mit der ganzen glutvollen Leidenschaft, deren wir Italienerinnen fähig sind! Jede Fiber meines temperamentvollen Körpers verzehrt sich nach dir, nur nach dir! Du fragst, warum ich dich retten will? *Perché ti amo, ti voglio!*»

Sie stürzte sich geradezu auf Dr. Borg, noch ehe der verwirrt seine Brille abnehmen konnte. Die beiden fielen um, direkt auf das Plüschsofa im Wohnzimmer. Anna umklammerte den jungen Arzt und preßte ihre Lippen auf die seinen. In diesem Moment öffnete sich die Wohnzimmertür. Luigi Tortelloni, Annas Bruder, der seine Frau und deren Liebhaber ermordet hatte, stand im Rahmen. Er hatte sein Stilett in der Hand. Seine schmalen Augen richteten sich auf seine Schwester und Dr. Borg. Die Hand mit dem Stilett zuckte. – Was würde geschehen? War Dr. Borgs Leben wirklich in höchster Gefahr?

## 65

«Siehst du das *stiletto, sorella*?»

Anna Tortelloni fuhr hoch. Verwirrt blieb Dr. Borg in der Sofaecke liegen und versuchte, die Spuren von Annas Lippenstift von Wange, Mund, Nase und Hemdkragen zu entfernen. Anna starrte ihren Bruder bleich an und flüsterte, noch erregt, aber auch aufgeregt: «Ich sehe es.»

«Siehst du das Blut, *il sangue*?» fuhr Luigi fort.

*«Sì.»*

«Und weißt du, was ich von dir will, *sorella*?»

*«Sì»,* antwortete sie wieder und stand wie ein Standbild vor ihm. Bleich, schön, mutig – und er streckte seine Hand aus, die das Stilett hielt.

«Ich hole dir das Heftpflaster, aber zum wievieltenmal muß ich dir sagen», und merkbar ist sie immer noch aufgeregt und wütend über die Störung, «daß du aufpassen sollst, wenn du mit deinem Stilett übst!»

Hoheitsvoll verließ sie das Zimmer. Dr. Borg rappelte sich auf, Luigi grinste und meinte fingerschnippend: «Temperament, *eh, signore? E bella, eh?*»

Dr. Borg nickte. Ja, schön war sie schon, Anna Tortelloni! Aber was war ihre herausfordernde Schönheit gegen die stille Schönheit der fremden Frau, die er gerade in der Disco gesehen und gleich wieder verloren hatte. Er wußte, das hatte seine Mutter ihm immer wieder eingeschärft, es gab zwei Arten von Schönheit.

Er schloß die Augen und hörte die Stimme der leider viel zu früh verstorbenen Mutter, als stünde sie vor ihm: «Die grelle, vordergründige Schönheit, mein Sohn – diese Schönheit meide, sie ist gefährlich. Aber das innere Leuchten, das suche: Du findest es in den Augen nur weniger Frauen. Wo es aber vorhanden ist, dort ist wahres Glück!»

Das waren ihre Worte gewesen, ganz genau. Dr. Borg schüttelte den Kopf. Das waren andere Sorgen! Jetzt war etwas anderes wichtig!

Mit den Worten: «Ich muß verschwinden!» holte er sich wieder in die Wirklichkeit zurück.

«*Lo so.* Sie sind hinter dir her, eh?» Womit Luigi zwar den Nagel auf den Kopf getroffen hatte, die Frage Dr. Borgs: «Aber warum?» wußte Luigi jedoch auch nur ausweichend zu beantworten: «Wer weiß! Die Gesellschaft tut mal so, mal so – man muß sehen.»

«Ich gehe. Ich will euch beide nicht in Schwierigkeiten bringen», edel und schlicht sagte dies Dr. Borg darauf, während er seinen Mantel wieder anzog.

«Die schlechtesten Früchte sind es nicht, woran die Wespen nagen», tröstete Luigi lachend und fuhr, wieder ernst werdend, fort: «Paß auf dich auf, *amico.* Und auf Anna – sie mag es nicht, wenn man sie verstößt! – Oder hast du eine andere?»

«Eine andere? Nein», antwortete Dr. Borg, wobei sich seine Augen in unsichtbare Ferne richteten, «aber einen Traum – vielleicht unerreichbar. Den habe ich.»

Worauf Luigi achselzuckend den wohlgemeinten Rat: «Dann sieh dich vor!» mit auf den Weg gab, und ihm mit den Worten: *«Sei un vero amico!»* die Hand hinstreckte.

Dr. Borg packte sie. Ja, Luigi war ein wahrer Freund! Er drehte sich um, ging zur Tür und öffnete sie. Zwei Männer in schwarzen Nadelstreifenanzügen standen davor.

*«Buona sera»*, meinte der eine freundlich,

*«Buona sera, signore»*, der andere.

Luigi fiel das *stiletto* aus der Hand. Dr. Borg blickte verwundert. *«Sì può, signore, siamo i solisti romani!»* stellte Aglio vor, während Olio, um diese beiden handelte es sich nämlich, lediglich kicherte.

Das waren sie also, Olio und Aglio, die Mafia-Killer mit der Klaviersaite. Wie durch Zauberei hatten die beiden plötzlich kleine Pistolen in der Hand.

*«Andiamo, per cortesia?»*

Mit diesen Worten nahmen Aglio und Olio Dr. Borg in die Mitte und führten ihn aus der Wohnung. Was würde mit ihm geschehen, was würden sie mit ihm tun?

# 66

Natürlich war Dr. Borg sofort betäubt worden, als er ins Auto gebracht wurde. Die beiden Killer waren nicht übertrieben vorsichtig – das dagegen war der Mann im Trenchcoat, der sich hinter einer Hausecke versteckte, als die beiden mit ihrem Gefangenen losfuhren. Man konnte auf Grund des schlechten Wetters sein Gesicht nicht erkennen. Wer nahe genug an ihm vorüberging, hätte nur bemerkt, daß er einen heftigen Schluckauf hatte. – Der schwarze Wagen mit den beiden Killern hielt vor dem Ristorante *Venezia*. Die beiden stiegen aus, packten Dr. Borg aus dem Wagen und schleiften ihn schnell in die Eingangstür.

«Tut mir leid, aber Betrunkene haben bei uns keinen Zutritt», wehrte sie ein als Oberkellner verkleideter Zerberus, der mit Argusaugen die Szene beobachtet hatte, sofort ab. Die beiden grinsten schief und verlangten: *«Il padrone! Pronto!»*

Der Oberkellner zögerte, als aber zwei Pistolen diese harsch vorgebrachte Aufforderung noch unterstützten, führte er die beiden mit dem leblosen Frauenarzt über die Hintertreppe und den Lieferanteneingang in den Keller. Die beiden Killer warfen Dr. Borgs Körper wie einen Kohlensack in die Ecke. Der Oberkellner ging, den *padrone* zu holen. Die beiden Killer blieben regungslos sitzen, sie standen auch nicht auf, als Don Salvatore Calamari den Keller betrat. Mit einem Wink seiner fetten, reich beringten Hand wies er den Oberkellner hinaus.

«Was wollt ihr hier?» verlangte er zu wissen.

Natürlich fand die Unterredung auf italienisch statt, aber um unseren dieser Sprache nicht kundigen Lesern den Zugang zu diesem Gespräch zu erleichtern, geben wir es in einer wörtlichen Übersetzung wieder –

Aglio: «Der Mann hier muß weg.»

Don Salvatore: «Wer ist es?»

Olio: «Keine Ahnung.»

Don Salvatore: «Was soll mit ihm geschehen?»

Aglio: «Wissen wir noch nicht. Wir sollten ihn unschädlich machen und hierherbringen.»

Don Salvatore: «Wer hat euch den Auftrag gegeben? Warum weiß ich nichts davon? Ich bin der Boss hier in Bischofsbrück.

Olio: «Nur solange er nicht hier ist: Don Vitello!»

Don Salvatore: «Don Vitello Tonnato? Der Pate ist in der Stadt? Und er war noch nicht hier?»

Olio: «Er wird kommen.»

Aglio: «Wir lassen ihn solange hier. Achten Sie auf ihn.»

Die beiden warfen die Zigaretten weg, knöpften die eleganten Mäntel zu und drückten sich die Borsalinos fester ins Gesicht. Sie verließen den Keller. Don Salvatore sah ihnen zweifelnd nach. Dann bückte er sich zu dem leblosen Dr. Borg hinunter und drehte ihn auf die andere Seite. Leichter Chloroformgeruch war zu riechen.

*«Madonna!»* entfuhr es dem Mafia-Boss von Bischofsbrück, als er die Züge des jungen Frauenarztes erkannte. Er überlegte einen Moment, dann sprang er eilends, soweit es seine füllige Figur zuließ, die Treppen hoch und ging in sein Arbeitszimmer. Er zündete sich eine Zigarrette an und griff zum Telefon. Wen würde er anrufen?

## 67

Don Salvatore Calamari mußte lange warten, bis die Verbindung zustande kam. Dann murmelte er heftig einen Namen, wieder lange Pause, schließlich hatte er seinen Partner am Apparat.

«Mutter Maria?» fragte Don Salvatore.

«Ja – wer spricht? Sind Sie es, Calamari?»

«Ja. Schnell, ich habe wenig Zeit. Ihr junger Freund ist hier bei mir. Sie haben ihn. Ich weiß nicht warum. Sie haben zwei Killer geschickt. Er soll beseitigt werden.»

Noch während Mutter Maria «Warum?» fragte, merkte sie, daß dies im Augenblick nicht so sehr vorrangig war.

Don Salvatore meinte denn auch: «Ich weiß es nicht. Fragen Sie mich nicht. Er ist hier in meinem Keller. Rufen Sie Luigi an. Den jungen Tortelloni, Sie haben seine Nummer seit damals. Er kann helfen.»

«Warum tun Sie das, Calamari – Sie, ein *capo*?»

«Sie wissen, ich habe etwas gutzumachen. Fragen Sie nicht mich, fragen Sie Maddalena, warum ich das tue.»

«Was wird aus Ihnen werden?» fragte Mutter Maria besorgt.

«Ich weiß mich zu schützen», glaubte Don Salvatore Calamari sagen zu können. Und: «Der *capo dei capi* ist in der Stadt, der Pate. Aber das hier ist meine Stadt.»

Im selben Moment tönte leises Lachen von der Tür her. Don Salvatore Calamari fuhr herum, hastig legte er den Hörer auf. In der Tür stand ein kleiner, drahtiger Mann mit einer Narbe auf der rechten Wange.

«Sie?» entfuhr es dem Mafia-Boss.

«Ja, ich», sprach selbstsicher der kleine, drahtige Mann mit der Narbe auf der rechten Wange.

«Der Pate!» stellte Don Salvatore unnötigerweise, aber gefaßt fest.

«Mit wem haben Sie da telefoniert?» wollte der Pate nun wissen, wurde von Don Salvatore beschieden, dies sei seine Privatsache.

«Wir haben Ihr Gespräch schon eine Zeitlang belauscht.»

Don Vitello, der Pate, lächelte böse.

«Es war sehr interessant. Wer war Ihr Partner?»

Don Salvatore schwieg. Er wußte, er hatte ausgespielt. Aber er wollte jetzt aufrecht bleiben. Er war sein Leben lang zu wenig aufrecht geblieben, so wollte er es jetzt wenigstens beim Sterben sein. Deshalb schwieg er. Don Vitello lächelte verächtlich.

«Wir bekommen Sie zum Reden. – *Avanti, ragazzi*», trieb der Pate seine beiden Begleiter an.

Höhnisch grinsend näherten sich sie beiden Killer Don Salvatore. Jeder holte eine Klaviersaite aus der Tasche.

«Nach nebenan.»

*«Addio, carissimo.»*

Ironisch verbeugte sich der Pate vor Don Salvatore.

Die beiden Killer geleiteten Don Salvatore Calamari ins Nebenzimmer. Der Pate blieb ruhig zurück. Er untersuchte kurz und oberflächlich den Raum, roch an einer von Calamaris Zigaretten und verzog angewidert den schmalen, gemein wirkenden Mund. Die Tür zum Nebenzimmer öffnete sich wieder. Aglio und Olio rollten die Klaviersaiten zusammen. Sie schüttelten die Köpfe.

*«Niente»*, bedauerte Aglio.

*«E stanco»*, bestätigte Olio.

Don Vitello Tonnato fluchte verhalten. Salvatore Calamari war standhaft gestorben: Er hatte nicht verraten, mit wem er telefoniert hatte.

«In den Keller!» befahl der Pate.

Die drei Männer machten sich an den Abstieg. – Was würde aus Dr. Borg werden? Was hatte die Mafia mit ihm vor, und vor allem: warum war sie plötzlich gegen ihn?

## 68

«Da ist er.»

Der Pate lächelte. Da lag der junge Frauenarzt, halb betäubt noch, er kam gerade wieder zu sich. Um gleich zu sterben, dachte der Pate. Er gab seinen beiden Killern einen Wink: *«Fattelo tacere!»*

Das bewußte höhnische Grinsen trat auf die Züge von Aglio und Olio. Langsam holten sie die Klaviersaiten aus ihren Manteltaschen, prüften die Stärke nach und nickten.

*«Siamo pronti»*, meinte Aglio.

Dr. Borg schlug die Augen auf. Mit einem Blick erkannte er seine Situation, sah die Fratzen seiner mutmaßlichen Mörder vor sich. Er versuchte, vor seinem geistigen Auge das Bild der schönen Frau erscheinen zu lassen, die ihn in der Disco so fasziniert hatte. Dieses Bild wollte er in seine Netzhaut brennen, wenn man ihn abberief. Die beiden Killer, *i solisti romani* genannt, kamen näher. Ihre Hände streckten sich nach ihm aus. Der Tod griff nach ihm – da ...

«Lieber nicht, *signori*!»

In der Kellertür stand Luigi Tortelloni, ebenfalls lächelnd. In seiner Hand lag schwer eine riesige Pistole mit langem, gezogenem Lauf. Luigi deutete auf sie und verkündete: *«Quest'arma è un colt americano, signori* – Sie wissen aus den Filmen: Dieser *colt americano* macht große Löcher in den Bauch, eh?»

Wie von der Tarantel gestochen zogen sich Aglio und Olio zurück. Wie eine Schutzwand stellten sie sich vor Don Vitello Tonnato.

«Luigi! Das wirst du büßen!» zischte Don Vitello, der Pate.

Luigi zuckte die Achseln und sprach mit fester Stimme: «*Vedremo.* Dieser Mann ist ein Freund, und für den Sizilianer ist ein Freund alles, eh? Sie verstehen? Und nun, *signor don capo,* haben Sie die Güte, meinem *amico* die Fesseln abzunehmen, eh?»

Fluchend löste Don Vitello die Fesseln des jungen, immer noch verwirrt wirkenden Frauenarztes.

«Komm langsam die Treppe hoch, aber bleib mir aus dem Schußfeld, *caro*!» dirigierte Luigi Dr. Borg.

Dieser wankte die lange, schmale Treppe hoch, er wollte seinem Lebensretter die Hand drücken, aber der winkte ihn beiseite.

«Wir gehen jetzt, *signori. Arrivederci!*»

«Darauf kannst du dich verlassen, *maledetto*!» zischte der Pate zwischen den Zähnen hervor. Er spuckte hinter Luigi und Dr. Borg her, als die schwere Kellertür sich hinter ihnen schloß, und rief ihnen mit eher melo- als dramatischer Stimme nach: *«A morte!»*

Damit war der schwere Fluch der Mafia über Dr. Borg und seinem italienischen Freund Luigi ausgesprochen. Neben der deutschen Polizei, die in ihm einen gefährlichen Terroristen sehen wollte, war jetzt also noch die tödliche italo-amerikanische Verbrecherorganisation hinter ihm her. Würde er diesen beiden Gegnern entkommen können?

## 69

«Wohin fahren wir?» fragte Dr. Borg noch etwas verwirrt.

«Wo dich niemand vermuten wird», antwortete Luigi einsilbig. Er wollte also nichts sagen. Dr. Borg aber wollte nicht schweigen – alle Dankesbezeugungen hatte Luigi abgewehrt. «Und was wird aus meinem Job beim Rundfunk?» begehrte Dr. Borg zu wissen, denn diesen hatte er trotz alldem liebgewonnen.

«Den kannst du dir an den Hut stecken, *amico*, eh!» beschied ihn jedoch Luigi.

In der Tat. Denn bei der nächsten Redaktionssitzung von Radio Bischofsbrück wurde das Fehlen von Robert Papst sehr wohl bemerkt – wir erinnern uns: Unter diesem Namen hatte sich Dr. Borg dort selbst eingeschlichen. Am Ende der Sitzung wandte sich Redaktionsleiter Dr. Fehler etwas nervös und verlegen an Jumbo Fant von der Redaktion: «Haben Sie nach der Sitzung noch ein paar Minuten Zeit für mich?»

Jumbo Fant stöhnte innerlich, denn er wußte, aus diesen paar Minuten wurde immer eine lange Zeit, ehe Dr. Fehler, der für seine Umständlichkeit bekannt war, zur Sache kam. Aber diesmal war es anders. Ohne Umschweife erklärte er, als die beiden allein waren: «Mit der Verpflichtung von Herrn Papst haben wir, glaube ich, einen großen Fehler gemacht.»

«Ich finde, er hat sich gut entwickelt», versuchte Jumbo Fant, sich erst einmal nicht festzulegen.

«Nein, das meine ich nicht», druckste Dr. Fehler herum. «Äh ... ich habe Andeutungen bekommen, vertraulich, versteht sich, und ich muß Sie bitten, diese Dinge für sich zu behalten, unter dem Siegel der Verschwiegenheit, nicht wahr –»

Jumbo Fant nickte, fest entschlossen, die Neuigkeit sofort im ganzen Funkhaus herumzutratschen.

«Dieser Herr Papst soll, so sagte man mir –» wurde nun auch Jumbo Fant anvertraut – «identisch sein mit diesem gesuchten Terroristen, diesem Borg oder wie der heißt.»

Jumbo Fant fiel die übelriechende Zigarre, die er stets zu rauchen pflegte, aus dem Mund.

«Doch. Die Informationen sind zuverlässig», versicherte Dr. Fehler, errötete, als Jumbo Fant ihn nach den Quellen fragte und fuhr fort: «Das kann ich nicht sagen. Aber, äh, etwas anderes bedrückt mich – äh – hätten Sie ihm das zugetraut? Ich nicht! Und deshalb, also bitte, äußerste Vorsicht, sonst komme ich in Teufels Küche, es ist nur ein Rat, Sie verstehen, man nennt mich ja auch den Trickreichen im Haus, wenn man diesem Papst eine Nachricht zukommen ließe – Sie verstehen, er hat einen so guten Eindruck auf mich gemacht!»

Als Dr. Fehler sein Zimmer verlassen hatte, überlegte Jumbo Fant noch lange. Aus dem unbeschreiblichen Saustall, den er auf seinem Schreibtisch angerichtet hatte, kramte er ein Manuskript hervor, das von breiten Rotweinrändern geziert war. In unleserlicher Krakelschrift hatte er «Pharmasoße» darauf geschrieben. Es war das Manuskript, das er Dr. Borg gezeigt hatte. Er überlegte längere Zeit, dann griff er zum Telefon.

«Geben Sie mir die Nummer von Hottah Hegel in Bombay!» verlangte er. Und, ehe er auflegte: «Und besorgen Sie mir noch eine Flasche Rotwein. Von dem billigen.»

Sollte es zwischen der Pharmaindustrie und der Mafia Verbindungen geben? Unvorstellbar. Und sollte Hottah Hegel diese Verbindungen in Bombay recherchieren, zusätzlich zu den zahllosen Features, die er sich aufgeladen hatte? Ausgerechnet Hottah Hegel?

## 70

Hottah Hegel konnte nicht einschlafen. Die vielen Themen, die ihm in Bombay sozusagen in den Schoß gefallen waren, ließen ihn nicht zur Ruhe kommen. Von seinem Kollegen Manfred Maulwurf hatte er gelernt, daß in diesem harten Geschäft nur eins zählte: Kohle. Nur ein pralles Bankkonto brachte das Gefühl von Sicherheit. Doch im Gegensatz zu dem des werten Kollegen zeigte Hegels Konto schon seit langem nur noch Miese. Größere Kredite, etwa für die Anschaffung eines Dreieinhalb-Liter-Rover, wollte ihm seine Bank nicht mehr gewähren. Doch das könnte demnächst ganz anders aussehen: Hegel ahnte, daß er die Stories, hinter denen er jetzt her war, an mehrere Sender würde verkaufen können. Er sah schon den Rubel rollen, und das ließ ihn nicht den wohlverdienten Schlaf finden. In diesem Moment schrillte das Telefon. Erwartungsvoll hob er ab.

«Hegel, hallo?»

«Hier ist Jumbo. Ich hoffe, ich störe nicht bei einer lauen Liebesnacht?»

«Nee, hättest wohl selber gerne, was?»

«Weiß Gott. Muß mich derweil mit 'nem Rouge trösten», was Fant freilich sowieso oft und gern tat.

«Dann mal Prost.» Hegel kannte das schon. «Was gibt's denn?»

«Paß auf», berichtete Fant. «Ich hab hier 'ne heiße Sache auf dem Tisch. Die Sachse-AG – du weißt, das ist dieser Pharmakonzern ...»

«... erprobt hier», fuhr nun Hegel fort, «in Indien eine neue Methode der Empfängnisverhütung.»

«Teufel.» Fant war ehrlich verblüfft. «Woher weißt du das?»

«Tja, mein Lieber. Da staunst du, was? Gute Recherche», rückte Hegel seine Großartigkeit ins rechte Licht.

«Weißt du denn Näheres?»

«Noch nicht so viel. Aber ich bin an der Geschichte dran.» – Hegel hatte nicht nur kein Geld auf dem Konto, er war auch Realist.

«Phantastisch. Das ist ein ganz heißes Ding. Bei den Versuchen sollen einige Leute hopsgegangen sein. Hottah, du mußt unbedingt mehr darüber rauskriegen. In Bombay trifft sich momentan der Boss dieses Pharmaladens, ein Dr. Peschke, mit einigen Jungs, und da soll's um einige Millionen gehen.»

«Ich weiß, ich weiß, mein lieber Jumbo. Und ich bin schon kräftig dabei, die Quelle anzuzapfen.»

«Dufte. Also laß Paano zunächst Paano sein und kümmere dich um diese Geschichte.»

«Okay. Sobald ich mehr auf der Pfanne habe, melde ich mich.»

«In diesem Sinne. Und nun lieb schön weiter. Tschüs, Hottah.»

«Tschüs, Jumbo – und Grüße an die Jungs.»

Hottah Hegel legte zufrieden den Hörer auf die Gabel. Nach dieser Demonstration seines journalistischen Könnens konnte er beruhigt einschlafen. Doch kaum hatte er seine Einschlafposition gefunden, da schrillte erneut das Telefon neben seinem Bette.

«Hegel, hallo?» meldete er sich schlaftrunken.

Wer wollte Hottah Hegel, den Moderator von Radio Bischofsbrück, zu dieser späten Stunde im Hotel *Interconti* in Bombay sprechen?

War es sein Sohn Daniel? War es die hübsche Stewardess Karin Dahms? Oder war er gar ein Fremder?

## 71

Hottah Hegels Stimme klang müde. War es doch schließlich kurz nach Mitternacht. Doch als er den Namen seines Gesprächspartners am anderen Ende der Leitung hörte, wurde er hellwach.

«Peschke. Entschuldigen Sie, daß ich Sie zu so später Stunde störe. Sie kennen mich nicht.»

«Ich habe von Ihnen gehört ...» wandte Hegel wahrheitsgemäß, doch vorsichtig ein.

«Ja, ich weiß. Karin hat mir gesagt, daß Sie mit Ihnen über mich gesprochen hat.»

Von Karin Dahms, der hübschen, schlanken Stewardess von Jumbo Air, die sich in Hottah Hegel verknallt hatte, war Hegel über Peschke und die Versuche des Pharmakonzerns informiert worden.

«Kann ich Sie sprechen? Ich meine, könnten wir uns sehen?»

«Mit großem Vergnügen, Herr Dr. Peschke. Wann wäre es Ihnen denn recht?»

«Wenn es Ihnen nichts ausmacht, gleich.»

«Es ist kurz nach Mitternacht, Herr Dr. Peschke.»

Hegel war müde, Peschke ließ das nicht gelten und kam auf die freundlich-persönliche Tour: «Ich bitte Sie. Lassen Sie den Dr. weg. Nennen Sie mich Gerd Rüdiger.»

Hottah Hegel war durch diese letzten Worte völlig verwirrt. Es war ein seltsames Gefühl, das in ihm hochstieg; diese Mischung aus Zutrauen und Ängstlichkeit verunsicherte ihn. Er wußte von Karin Dahms, daß Dr. Peschke auf ihre fraulichen Reize sehr merkwürdig reagiert hatte. Gehörte Peschke zu jenen Männern, die sich eher zu ihren Geschlechtsgenossen hingezogen fühlten? Wäre dies die tiefenpsychologische Erklärung dafür, daß er die Versuche an Frauen zur Empfängnisverhütung so skrupellos hatte ausführen lassen? Wie sollte er diese offensichtliche Intimität verstehen? Oder vermittelte diese Zuneigung etwas anderes? Hatte Peschke Angst? Was war mit ihm los? Verhält sich, Veranlagung hin oder her, der Boss eines der größten Pharmakonzerne so offenherzig ohne tieferen Grund? Sollte sich hinter dieser Offenheit gar ein Hinterhalt verbergen?

Hottah Hegel war völlig verwirrt. Die Sprachlosigkeit des Radio Bischofsbrück-Moderators dauerte jedoch nicht lange, dann bahnte sich seine journalistische Neugier den Weg: «Ich bin», versprach Hottah Hegel, «in einer halben Stunde bei Ihnen im *Ambassador*» und legte den Hörer auf.

Was erlebt Hottah Hegel im nächtlichen Luxushotel *Ambassador* in Bombay?

## 72

Hottah Hegel war noch etwas verwirrt, als er vor dem *Ambassador* in Bombay aus dem Taxi stieg. Er hatte sich ein sauberes T-Shirt angezogen, das locker über seinen verwaschenen Jeans flatterte. Die Portiers waren fast alle eingeschlafen; es war 2 Uhr 30 – mitten in der Nacht. Als sie den etwas lümmelhaft wirkenden weißen Typ mit der Hornbrille in der Hotelhalle entdeckten, waren sie sichtlich über dessen Kleidung verwirrt. Doch als er den Namen Dr. Peschke nannte, wurde er von einem smarten Boy zur Seite genommen, zum Lift geführt und an die Zimmertür des Pharmabosses gebracht. Hegel klopfte.

«Herein», war die Stimme Dr. h. c. Peschkes zu vernehmen, und so drückte Hegel die Türklinke herunter, kramte in seiner linken Hosentasche nach einer Rupie für den Boy, und war überrascht, als er Dr. Peschke nicht allein im Zimmer vorfand.

«Ich freue mich, Sie zu dieser späten, das heißt frühen Stunde kennenzulernen, lieber Herr Hegel», empfing ihn Dr. h. c. Peschke. Sie schüttelten sich fast kameradschaftlich die Hand.

«Wie Sie sehen», Peschke deutete auf Karin und einen Hegel bislang nicht bekannten Herrn, «sind wir nicht allein. Karin kennen Sie bereits.»

Karin Dahms, die hübsche, blonde, schlanke Stewardess von Jumbo Air saß dort. Hegel konnte seine Erstaunen über ihre Anwesenheit nicht verbergen.

«Hey, was machst du denn hier?» fragte er, ohne freilich eine Antwort zu erwarten. Auch wollte er sie eigentlich umarmen, aber die Situation schien ihm dies nicht zu erlauben. Sie lächelte ihn nur mit großen Augen an, während sie auf ihrem Sessel sitzen blieb – ihre langen Beine angewinkelt auf dem Sitz haltend. «Und dies ist mein Mitarbeiter Dr. Schrat», stellte Dr. h. c. Peschke den Hegel bislang unbekannten Herrn vor, «er ist unser wissenschaftlicher Leiter hierzulande.»

Hegel ging auf Dr. Schrat zu, der offensichtlich Mühe hatte, aus seinem Sessel hochzukommen. Er war, das konnte man nicht nur der nach vorn gefallenen Haarsträhne entnehmen, nicht mehr ganz nüchtern.

«Guten Morgen, lieber Herr Hegel. Ich hoffe, Sie machen ihrem alten Namensvetter alle Ehre. Ich darf», lallte Dr. Schrat, «ich darf Ihnen einen Whisky reichen?»

Hottah Hegel lehnte nicht ab, und es war wohl die durchaus ungewöhnliche Situation, daß er das Glas gleich leertrank, was Dr. Schrat nicht verborgen blieb.

«Stellen Sie die Flasche neben sich, junger Freund. Aber vergessen Sie mich nicht.»

Dr. Peschke und Karin Dahms sahen diesen Worten mit einigem Vergnügen zu. Doch es dauerte nicht lange, da kam Dr. Peschke zur Sache: «Sie werden sich fragen, lieber Hegel, warum ich Sie zu mir gebeten habe. Und das zu dieser Zeit. Ich bitte, mir diesen Überfall zu verzeihen. Aber ungewöhnliche Ereignisse erfordern ungewöhnliche Entscheidungen. Karin hat mir erzählt, daß Sie hier sind. Ihre Stimme kenne ich ja bereits aus dem Radio Bischofsbrück. Kompliment. Wie Sie das so machen, frühmorgens die Leute in Schwung zu bringen. Ganz so, als ob Sie selbst ihr zweites Schläfchen halten würden. Das spricht schon für sich, mein Lieber, Kompliment. Aber das ist es nicht, was ich Ihnen erzählen wollte.»

Hottah Hegel hatte sich mittlerweile in seinem Sessel zurückgelehnt, zog bisweilen tief an seiner Zigarette und sonnte sich in den nächtlichen Worten des Pharmabosses. Dabei dachte er: Dufte, er mag Popcorner und er mag mich.

Doch nun wurde Peschke ernst: «Ich möchte Ihnen ein Angebot machen. Heute morgen habe ich mit unserer Konzernleitung telefoniert und dabei erfahren, daß wir einen neuen Pressesprecher brauchen. Da ich Ihre Art im Umgang auch mit heiklen Fragen kenne ...»

«Und mit dem Whisky ...» lallte Dr. Schrat höchst unpassend dazwischen.

«... kenne und schätze, würde ich mich freuen, wenn Sie der Pressesprecher unseres Hauses würden. Tja. Also, über Einzelheiten müßten wir natürlich noch reden. Aber das war's, was ich Ihnen sagen wollte. Äh. Das Wichtigste hätte ich fast vergessen. Frau Dahms würde, wir sind uns schon einig geworden, würde mit großem Vergnügen die linke und rechte Hand in Ihrem Büro spielen.»

«So 'n Angebot, junger Hegel», Dr. Schrat lallte zwar immer noch, diesmal aber zur Sache, «bekommen Sie nicht alle Tage. Prost.»

Hottah Hegel wußte nicht, ob er träumte oder wachte. Es wurde ihm etwas schummrig vor den Augen. Rote Zahlen flitzten an ihm vorbei. Die Miesen auf seinem Konto. Und so war denn seine erste Frage auch die naheliegendste: «Das hört sich sehr gut an, aber wir müßten ja wohl zunächst die finanziellen Dinge klären.»

«Lieber Freund», Dr. h. c. Peschke hob beschwörend die Hand, «daran sollte es nicht scheitern. Ohne den Abmachungen vorzugreifen, darf ich Ihnen jetzt schon sagen, daß wir an etwa 180000 per annum gedacht haben. Wären Sie mit dieser Zahl als Gesprächsgrundlage einverstanden?»

Hottah Hegel konnte es kaum fassen. Das waren 15000 pro Monat. Fünfzehn Riesen. Etwas mehr als Kollege Manfred Maulwurf bei Radio Bischofsbrück einschob – und Manfred Maulwurf war für alle zum Maßstab geworden. Hottah Hegel wollte sofort zugreifen, bat jedoch um Bedenkzeit bis zum nächsten Tag. Ein Haus auf Gran Canaria – sein großer Traum –, jetzt rückte seine Erfüllung in greifbare Nähe. Würde Hottah Hegel dieser Versuchung widerstehen können?

73

Einige Tage nach dem Ende einer unglücklichen Liebe zwischen dem Künstler Thomas Klötzer und der Gräfin von Retzlow betritt ein Herr im beigen Tropenanzug den Ashram des Bhagwan Haschi Brabesch. Sein vornehmes Erscheinen ist äußerst ungewöhnlich an einem Ort, der wenig übrig hat für bürgerliche Zivilisation. Dr. h. c. Peschke ist deshalb auch beim Anblick der vielen leichtbekleideten Männer und Frauen irritiert und reagiert etwas hilflos, als ihn eine offensichtlich aus Schwaben stammende Bhagwan-Jüngerin beim Betreten des Ashram anspricht: «Heh, willscht du au ausschteiga?»

«Nein, ich bin soeben erst angekommen.»

«Ha des woiß ich scho! Imoi: Hascht du auch kein Bock mehr?»

Peschke, der weder mit dem Schwäbischen noch mit dem Jargon Jugendlicher vertraut ist, will aus dieser Bemerkung eher etwas Anstößiges herausgehört haben. Deshalb antwortet er patzig: «Ich habe zwar graue Haare, meine Liebste, aber mit meiner Potenz steht es immer noch zum Besten. Im übrigen sagen Sie mir bitte, wo ich den Bhagwan finde.»

«Ha, du bischt mr 'n Laole», sprach lachend das schwäbische Mägdelein. «Den Bhagwan, den fendscht, wenn d' bis zu dem Baum goascht und dann recht auf das große Haus zu. Dr Bhagwan hoat es gröschte, weil er dr gröschte isch.»

Während dieser Worte verneigte sie sich ungelenk vor Dr. h. c. Peschke. Als er das Haus des Bhagwan Haschi Brabesch betrat, wurde er sofort von einem streng dreinblickenden Jünger zum Meister geführt. Die Begrüßung war freundlich-distanziert. Einen Hauch von Aufsichtsrat meinte Peschke in diesen Momenten im fernen Paano zu spüren. Dr. h. c. Peschke kam schnell zur Sache.

«Ich möchte ganz offen mit Ihnen reden, lieber Bhagwan. Die Pharmaverbände der USA und der Bundesrepublik haben mich autorisiert, Ihnen folgendes Angebot zu machen: Wir zahlen Ihnen 10 Milliarden Dollar auf ein Schweizer Konto, wenn Sie

Paano aufgeben und ihr Zentrum nach Europa oder Amerika verlagern und wenn Sie gleichzeitig Ihre einstige Position aufgeben und uns bei der Promotion der neu entwickelten Meditationspille MEDATOL unterstützen. Wir haben bereits mehrere Werbespots und die Konzeption einer Anzeigenkampagne vorbereitet, die völlig auf Sie zugeschnitten ist. Im Mittelpunkt: Bhagwan verteilt MEDATOL an seine Jünger, an Manager und Hausfrauen. Ich darf Ihnen vielleicht, Sie gestatten ...»

Dr. h. c. Peschke kramte in seinen Unterlagen.

«... einen kurzen Werbetext vorlesen: ‹MEDATOL weckt euch morgens riesig auf. Und rockt euch spät abends in den Schlaf, MEDATOL ist auch samstags dabei, wenn Hansi Knüller kickt.› Usw. Wir haben dies bereits von einer renommierten Werbeagentur texten lassen. Ich denke, ich hoffe, Sie nehmen unser Angebot an. 10 Millionen Dollar. Bei der Umsiedlung entstehen Ihnen natürlich keine Kosten.»

Bhagwan Haschi Brabesch nahm den Vertrag, den Dr. h. c. Peschke ihm hinschob, machte aus der 10 eine 12 und unterschrieb. Erfreut machte ihn Peschke noch auf etwas aufmerksam: «Bitte, lesen Sie auch das Kleingedruckte.»

Bhagwan überflog die engbeschriebenen Zeilen und stieß dabei auf folgenden Satz: «Der Vertragspartner verpflichtet sich auch, an der Entwicklung von MEDATOL II mitzuwirken.» Was mochte dieser Satz bedeuten? War MEDATOL II ebenfalls eine Meditationspille oder war es mehr? Mehr als Bhagwan in diesem Augenblick ahnen konnte?

## 74

Dr. Borg staunte nicht schlecht, als das Auto vor den Mauern eines Klosters hielt.

«Hier?» fragte er ungläubig. Luigi nickte. Sicheren Schrittes ging er geradewegs auf die Schwester Pförtnerin zu. Er tuschelte mit ihr, sie nickte.

Luigi lud Dr. Borg mit einer Handbewegung ein, ihr zu folgen, und rief ihm nach: «Ich warte hier auf dich, *amico.*»

«Bitte, folgen Sie mir. Seien Sie aber bitte leise», mahnte die Pförtnerin, «die Schwestern sind bei der Andacht. Mutter Maria von den Heiligen Wassern erwartet Sie.»

Dr. Borg wurde immer verwirrter, als er Mutter Marias Namen hörte. In welcher Verbindung stand sie zu ihm und der ganzen Affäre?

Er folgte der Schwester Pförtnerin durch die schmucklosen Gänge des Klosters. An einer Zellentür blieb sie stehen und klopfte. Als eine weibliche Stimme sie zum Eintreten aufforderte, nickte sie Dr. Borg zu und ermunterte ihn: «Gehen Sie nur ruhig hinein!»

Dr. Borg trat ein. Mutter Maria stand aufrecht vor ihm, ihr Brevier in der Hand, und lächelte ihn an, als er sie verwirrt grüßte. Er hatte tausend Fragen an sie, aber sie winkte ab.

«Nicht jetzt, später. Jetzt ist anderes wichtig. Sie müssen hier weg. Sie sind in höchster Gefahr. Ich habe allerlei erfahren. Ich habe alles arrangiert. Sie und Ihr Freund Luigi besteigen in zwei Stunden den Zug nach Rom. Wenn nicht gestreikt wird, sind Sie in sechzehn Stunden dort. Eine gute Freundin erwartet Sie in Rom. Luigi hat die Anschrift. Sie will Sie sehen. Und sie will Ihnen einiges erzählen über einen Mann, der sich für Sie geopfert hat, ohne Sie zu kennen.»

«Wer ist es?» wollte Dr. Borg wissen.

«Er hieß Salvatore Calamari, war Besitzer des Restaurants, in dem man Sie gefangengehalten hat. Er hat mich informiert. Dafür hat er mit dem Leben bezahlt.»

«Aber warum, ehrwürdige Mutter?»

«Er hat einmal schwere Schuld auf sich geladen. Dafür hat er jetzt bezahlt. Bezahlen wollen.» Mutter Maria sprach das wie einen Nachruf.

Das war zuviel für die zarten Nerven des sensiblen jungen Frauenarztes. Er schlug die Hände vors Gesicht und weinte.

Mutter Maria legte ihre Hand auf seine Schulter und sagte leise: «Kommen Sie mit.»

Sie führte ihn zu einem Bücherbord, auf dem neben diversen Ausgaben diverser Enzyklika, einer zerlesenen alten Bibel und einem prachtvollen Bildband über den Deutschland-Besuch des Heiligen Vaters eine riesige Schneekugel stand: In ihr war eine rote Rose aus Plastik zu sehen, unter ihr kniete ein junges Mädchen, vor ihr stand segnend die Mutter Gottes, auf deren Heiligenschein zu lesen stand: «Ich bin die unbefleckte Empfängnis». «Souvenir de Lourdes» war außerdem noch zu lesen.

«Das habe ich», erklärte Mutter Maria, «aus Lourdes mitgebracht, wo ich zwanzig Jahre gelebt habe.»

Sie schüttelte die Schneekugel. Silbrig glänzte der Schnee im Innern des kleinen Plastikwunderwerkes Made in Hongkong – Dr. Borg war bezaubert.

«Rosebud!» flüsterte er leise vor sich hin.

Mutter Maria lächelte und sagte mit leiser, warmer Stimme: «Das ist für mich ein Sinnbild des Lebens – die ganze Wahrheit, eingefangen in einer winzigen Schneekugel. Sehen Sie, wie aufgeregt der silbrige Schnee auf- und niedertanzt? Und wie er sich jetzt langsam wieder beruhigt? So ist es auch im menschlichen Leben. Unsere Erfüllung finden wir in der Ruhe. Das werden Sie auch noch merken. Bis dahin werden Sie einen langen Weg gehen müssen. Zunächst also nach Rom. Meine Freundin dort besitzt ebenfalls eine solche Schneekugel. Lassen Sie sich dieses kleine Erinnerungsstückchen zeigen. Es ist wichtig. Leben Sie wohl!»

Verwirrt ging Dr. Borg aus der Zelle. Als er sich an der Tür noch mal umdrehte, saß Mutter Maria wieder in ihrem Stuhl und las das Brevier. Ein winziger Mondstrahl hatte sich auf das

Bücherbord verirrt und erleuchtete die Schneekugel, die jetzt völlig ruhig war.

«Rosebud!» flüsterte er noch einmal, dann ging er. Was steckte hinter dem Geheimnis der Schneekugel? Was würde er in Rom erleben?

## 75

Dr. Borg lag auf dem Bett des Schlafwagenabteils. Es war ziemlich kühl, aber auch das ständige Rattern des Wagens konnte ihn nicht zum Einschlafen bringen. Auch Luigi Tortelloni wälzte sich im Bett unter ihm unruhig hin und her.

«Luigi?» fragte Dr. Borg in die Dunkelheit des Abteils.

«Giulio?» ward ihm fragende Antwort.

«Mein erstes Spielzeug war eine Schneekugel, ich denke jetzt wieder oft an sie», erinnerte sich flüsternd Dr. Borg an seine Kindheit.

Auch Luigi dachte an diese schöne Zeit: «Mein erstes Spielzeug war ein *stiletto*. Als ich sechs war, konnte ich damit umgehen. Wir lernen früh in Sizilien, eh?»

Dr. Borg jedoch war verzückt entrückt und augenblicklich nicht in der Lage, sich mit etwas anderem als diesem Geheimnis zu beschäftigen. So sagte er: «Mutter Maria hat auch eine Schneekugel. Sie hat sie mir gezeigt. Sie hat mir den Sinn des Lebens damit erklärt.»

Luigi schwieg. Was sollte er auch darauf sagen? – Zwei Wagen weiter saßen drei uns wohlbekannte Herren in einem ansonsten leeren Erster-Klasse-Abteil. Sie hatten keine Schlafwagenplätze mehr bekommen und fluchten deshalb ständig vor sich hin. «Eure Anzüge sind erste Wahl, aber ihr könntet euch auch hin und wieder mal die Füße waschen!» hatte der Pate, Don Vitello Tonnato, zu seinen Killern Aglio und Olio gesagt, die daraufhin wieder schimpfend ihre eleganten Schuhe angezogen hatten.

«Woher wissen Sie, *padrone,* daß die beiden in Rom sind?» fragte Olio.

«Ja, woher wissen Sie das?» bekräftigte Aglio.

Don Vitello lächelte und antwortete mit fröhlicher, ausgelassener Stimme: «Ein Vogel hat es mir zugeflüstert. Ich habe einen Falken ausgeschickt, den ich eifersüchtig gemacht habe – *la gelosia,* die Leidenschaft der kleinen Italienerinnen. Eine schöne junge Frau, die mir nicht schlecht gefallen würde. Anna Tortelloni ...»

«Anna? *La sorella di Luigi?*» wollte Aglio wissen und war sehr erstaunt.

«*Sì.* Ich habe ihr erzählt, daß dieser Arzt sie betrügt. Sie liebte ihn, *certo,* nun haßt sie ihn, *certo.* Sie wird ihn mir ans Messer liefern ...» erzählte der Pate sichtlich zufrieden mit seiner Intrige und fing zu singen an: *«Va, Anna, nell tuo cor s'annida Vitello! Va Anna ... l'uno al capestro, l'altra fra le mie braccia ...»*

«Hören Sie bitte mit dem Singen auf», unterbrach quengelnd Olio, «ich will schlafen.»

«Narren! Ungebildete Narren! Dummköpfe! Das kennt ihr nicht? Die unsterbliche Schöpfung des genialen Maestro Puccini? ‹*Tosca*›? Nicht vergleichbar natürlich dem göttlichen Verdi, aber immerhin ... und ihr wollt Mitglieder des Vereins der Freunde der italienischen Oper sein, deren Jahrestagung übermorgen beginnt? Pfui über euch!»

Don Vitello war zu Recht enttäuscht, ist doch die Oper des Italieners liebstes Kind, und wissen wir doch, daß die Italiener auch so leben wie in der Oper – zum Beispiel Anna Tortelloni, die im nächsten Wagen saß, eine handliche kleine Pistole in der Handtasche und Haß im hübschen Busen. Und – wenn wir schon dabei sind – im Schlafwagen an der Spitze des Zugs lag Künstler Thomas Klötzer träumend in seinem einsamen Single-Bett. Wegen eines Streiks der italienischen Fluglotsen hatte er nicht direkt von Bombay nach Rom fliegen können, sondern mußte die Maschine nach Bischofsbrück nehmen und von dort mit dem Zug fahren.

«Diana, o Diana!» flüsterte er in sein Kissen, und vor seinem träumenden Auge erschienen Szenen aus dem Ashram, die es in Wirklichkeit nie gegeben hatte, Visionen des Künstlers, der auf der Jahrestagung der Freunde der italienischen Oper die Festrede halten sollte. Eine eigens gegründete Vereinigung hatte zu diesem Zweck die Engelsburg angemietet, die Künstler Klötzer mit seiner Kunst noch verschönern sollte. Alles also war unterwegs nach Rom – wo sollte das hinführen?

## 76

Auf dem römischen Hauptbahnhof herrschte ein unbeschreibliches Durcheinander, so daß es nicht Wunder nahm, daß keiner der Reisenden den anderen bemerkte. Dr. Borg und Luigi fuhren zu dem kleinen Hotel in der Nähe der Piazza Navona, ein paar hundert Schritte nur vom Vatikan entfernt. Don Vitello Tonnato und seine beiden Killer wohnten in Don Vitellos Appartement in der Nähe des Palazzo Farnese, Künstler Klötzer bezog seine Suite im Hotel *Hassler*, Roms feudalster Absteige – die Vereinigung zur Förderung seiner Kunst hatte es sich angelegen sein lassen, den Meister nur im Besten vom Besten einzuquartieren – und Anna Tortelloni fand nach langem Hin und Her eine kleine Pension in Trastevere. Luigi rief sofort seine Freunde an, kaum hatten sie Zeit zum Auspacken, da ging es schon wieder los.

«Die Eltern von Schwester Maddalena, die Arragostas, sie haben eine kleine Pfandleihanstalt am Campo dei fiori», erklärte Dr. Borg. Sie nahmen ein Taxi, einen uralten Fiat, in dem nur noch der dritte Gang funktionierte, was vor allem jedesmal beim Anfahren dem Fahrer ungeheuerliche Schwierigkeiten bereitete, weswegen er nach kurzer Zeit aufhörte, bei roten Ampeln zu halten, sondern durchfuhr.

In falscher Richtung durch eine Einbahnstraße rumpelnd, gelangten sie endlich ans Ziel. Dr. Borg war wie aufgelöst.

Luigi grinste nur und meinte: «In Roma fahren sie alle so.»

«Aber haben die denn keinen TÜV hier?» fragte Dr. Borg erschüttert.

«Doch», dieses konnte Luigi auf seiner Heimat nicht sitzenlassen, «aber keiner geht hin!» relativierte er nach kurzer Pause.

Sie betraten die Pfandleihe. Signor Arragosta bediente gerade einen heruntergekommen aussehenden Kunden, er bedeutete den beiden, einen Moment Platz zu nehmen. Da ging die Tür erneut auf. Ein großer, eher dünner Mann betrat den Laden. Er schob ein Fahrrad vor sich her. Unter seinem zerknautschten Mantel erkannte man einen Pullover, auf dem in grellen Buchstaben «El gaucho» zu lesen war. Er trat mit dem Rad an die Theke und wandte sich an Signor Arragosta: «Hier, ich Fahrrad, Sie verstehen? Neu, gut!» Er klingelte mehrfach damit. «Ich geben Fahrrad. Sie mir geben Klarinette wieder, verstanden, *capisco?*»

Signor Arragosta blickte etwas verwirrt auf den Fremden, aber Luigi, der merkte, daß es sich um einen Deutschen handelte, mischte sich ein: «Was wollen Sie?»

«Oh, Sie verstehen Deutsch, wunderschön. Also: Ich habe hier vor drei Tagen meine Klarinette versetzt, wissen Sie, und die brauche ich jetzt, und deshalb möchte ich das Fahrrad hier», er klingelt erneut, «für die Klarinette eintauschen, Sie verstehen?»

«Nicht ganz, Signor – äh –» Luigi verstand erst einmal auch noch nichts, was den Mann mit dem Fahrrad zu einer etwas ausführlicheren Erklärung veranlaßte:

«Schmalspur, Holger Schmalspur», stellte er sich erst einmal vor, «ich bin eigentlich Musikredakteur bei Radio Bischofsbrück, verstehen Sie, und ich reise immer mit dem Fahrrad, und da soll ich übermorgen bei der Feierlichkeit von Thomas Klötzer auf der Engelsburg, da ist eine Ausstellung, da soll ich mit der Klarinette die Matthäus-Passion spielen, Sie verstehen, und da bin ich vor drei Wochen in Bischofsbrück losgefahren und bis nach Rom mit dem Fahrrad, und da ist mir das Geld ausgegangen, und da mußte ich meine Klarinette versetzen, aber übermorgen brauche ich sie, und deshalb möchte ich das Fahrrad», jetzt klingelte er, offensichtlich zur musikalischen Untermalung, «gegen die Klarinette tauschen.»

Luigi übersetzte das merkwürdige Anliegen des noch merkwürdigeren Herrn dem Signor Arragosta, und nach langem Hin und Her kam der Tausch zustande.

«Ob sie noch geht?» Schmalspur wirkte aufgeregt und blies einige Takte von ‹*In the Mood*›.

Mit einem triumphierenden: «Geht noch» verließ der seltsame Kunde die Pfandleihanstalt. Signor Arragosta und Luigi unterhielten sich einige Zeit aufgeregt, wobei Signor Arragosta immer wieder auf Dr. Borg zeigte.

Luigi wurde ganz blaß und sagte zu Dr. Borg: «Wir müssen uns beeilen. Sie haben Don Salvatore Calamari gefunden, den die Killer umgelegt haben. Man nimmt an, du seist es gewesen. Jetzt suchen sie dich auch wegen Mord. Wir müssen uns morgen verstecken. Interpol ist eingeschaltet.»

Eine neue Katastrophe für Dr. Borg! Als Terrorist und Mörder international gesucht, von der Mafia gejagt, von der geliebten Frau getrennt – wie sollte er da nur wieder herauskommen!

## 77

Während Dr. Borg und sein italienischer Freund Luigi ziellos durch die Straßen und Gassen der engen römischen Altstadt schlenderten, schritt eine kleine, zierliche Frau im Gewand der Bräute Christi über den Petersplatz. An sich gepreßt hatte sie ein kleines, in weiches Papier gewickeltes Paket. Die ehrwürdige Schwester schien zu wissen, wohin sie ihre Schritte zu lenken hatte, doch einer der beiden Schweizergardisten, die den Eingang in die eigentlichen Gefilde der vatikanischen Gärten, linker Hand neben dem Petersdom bewachen, hielt sie mit den Worten: «Wohin des Weges?» zurück.

Die zierliche Nonne sah auf. Sie lächelte den baumlangen Kerl in seiner buntgescheckten Uniform an.

«Zum Heiligen Vater», sagte sie schlicht, mit einer bezaubernden Naivität, die sogar den robusten Berner Gardisten hinderte, sie einfach abzuwimmeln. So meinte er lediglich: «Ich weiß nicht, ob der Heilige Vater im Moment zu sprechen ist.»

«Für mich sicher. Ich habe ihm etwas mitgebracht», und zeigte auf das kunstvoll eingewickelte Paket.

«Das können Sie bei der Schweizerwache abgeben!» versuchte der Gardist, sie umzustimmen, die kleine Nonne schüttelte jedoch heftig den Kopf und erwiderte sehr bestimmt mit einer festen Stimme, die man dieser zierlichen Person nicht zugetraut hätte: «Er muß es persönlich zu sehen bekommen.»

Der Gardist wollte gerade zu einer Antwort ansetzen, als eine auf den ersten Blick merkwürdige Person um die Ecke bog: Ein älterer Herr, hoch in den Sechzigern, kam in einem Jogging-Anzug in Purpur-Violett angetrabt. Um seinen Hals baumelte, über einem veritablen Schweißfleck, ein goldenes Kreuz. Prustend hielt der Jogger in Purpur an. Der Schweizergardist salutierte.

Der Jogger lächelte freundlich und sprach dann die kleine Nonne in unverfälschtem Kölner Dialekt an: «Und was tragen Sie mit sich, Schwester?»

Die kleine Nonne war verwirrt, um so verwirrter, als ihr der Jogger seine schmale Hand hinstreckte, die ein prunkvoller Ring zierte. Er stutzte einen Moment, dann bildeten sich um seine verschmitzten Augen tausend kleine Lachfältchen.

«Ich vergaß – mein Aufzug!» erklärte er.

«Das ist seine Eminenz, Kardinal ...» wollte ihn der Gardist vorstellen, aber der Jogger hieß ihn mit einer Handbewegung schweigen und sprach wie folgt:

«Der Name tut nichts zur Sache. Das ist mein Frühsport, müssen Sie wissen. Der Beruf eines Kurienkardinals ist sehr anstrengend, viel sitzende Lebensweise, nicht wahr, und deshalb hat der Heilige Vater uns allen Sport verordnet. Kardinal Gonfalonieri hat mich auf Joggen gebracht: Einmal am Tag laufe ich zweimal um den Petersplatz und dann die Treppen zur Kuppel rauf und runter, das hält fit!»

Verwirrt küßte die kleine Nonne den Ring des Kardinals, welcher nun fragte:

«Und was möchten Sie hier?»

Die verdutzte kleine Nonne war ihrer Sprache noch nicht wieder Herr, so daß der Gardist statt ihrer antwortete:

«Sie möchte den Heiligen Vater sehen.»

«Das möchten viele. Wie heißen Sie?»

«Maddalena, Eminenz.»

Der Kardinal betrachtete sie eine Weile prüfend. Hinter seiner Heiterkeit verbarg sich der wissende Ernst eines Mannes, der die Welt kennt, die tiefe Weisheit eines Kirchenfürsten, wie ihn zweitausend Jahre Geschichte der katholischen Kirche geprägt haben, verbunden mit einer wahren Humanität. Ihm war sofort klar, daß diese kleine Nonne etwas anderes war als der übliche Besuch für den Heiligen Vater.

«Ich habe dem Heiligen Vater etwas zu zeigen», flüsterte die kleine Nonne mehr, als sie es aussprach. Sie deutete auf das Päckchen.

«Was ist das?»

Der Kardinal zeigte ebenfalls darauf und fragte: «Darf ich mal sehen?»

Vorsichtig reichte ihm die Nonne das Päckchen. Der Kardinal wickelte es stellenweise auf, aber dergestalt, daß der Gardist nicht hineinsehen konnte. Als er den Inhalt erkannte, nickte er ernst.

«Kommen Sie mit!» sagte er wortlos zu der kleinen Nonne.

Was war in dem Päckchen? Was wollte Schwester Maddalena vom Heiligen Vater? In welchem Zusammenhang steht das mit den weiteren Ereignissen um Dr. Borg?

## 78

Der Kardinal nahm Schwester Maddalena mit in seine Gemächer, sagte zu ihr: «Nehmen Sie einen Moment Platz, ich muß mich umziehen», deutete auf seinen purpurnen Jogging-Anzug und meinte gemessen fröhlich: «Ich denke, so dürfen wir nicht beim Heiligen Vater aufkreuzen.»

Er verschwand. Schwester Maddalena setzte sich unruhig auf eine schmale Bank und wartete. Es dauerte nicht lange, und ihr unbekannter Helfer trat wieder zu ihr, jetzt vollständig und korrekt in Amtstracht. Er hinderte sie daran, ihm erneut den Ring zu küssen und sprach ernst: «Kardinal bleibt man auch im Trainingsanzug. Kommen Sie, Schwester Maddalena.»

Der Weg führte sie durch lange Korridore und Zimmerfluchten, alles in betonter Schlichtheit gehalten, wie es dem Stil des Heiligen Vaters entsprach. Zu guter Letzt betraten sie einen großen Raum, eine Art Vorhalle, die mit Menschen aus aller Herren Länder angefüllt war.

«Die wollen alle beim Heiligen Vater vorgelassen werden. Er ist für alle zu sprechen. Er tut», flüsterte der Kardinal, «was er kann», nötigte sie in einen Stuhl und bedeutete ihr, auf ihn zu warten. Er wolle beim Papst vorfühlen. Er verschwand. Schwester Maddalena sah sich beunruhigt um. So viele Menschen war sie in der Einsamkeit ihres Klosters nicht mehr gewohnt. Ein Prälat, der ihre Nervosität bemerkte, setzte sich neben sie und versuchte sie zu beruhigen.

«Viele Menschen, was? Gestern waren es mehr. Alle wollen den Heiligen Vater sehen.»

Er deutete im Raum umher, zeigte auf einzelne Personen und Personengruppen und war jetzt gar nicht mehr zu bremsen: «Da hinten, der kleine Dicke mit Bart – ein italienischer Filmregisseur, er kommt seit Monaten, hofft, die Erlaubnis zu bekommen, das Leben des Heiligen Vaters zu verfilmen. Die Gruppe dort links, das sind Deutsche, von einer Plattenfirma, die machen eine Langspielplatte: ‹So singt's und klingt's beim Heiligen Vater›. Und da: eine Abordnung des Fürstentums Liechtenstein, die um einen Besuch bittet. Und dahinten, der Dünne im Trenchcoat mit den Fahrradklammern in der Hose, das ist eine besonders merkwürdige Type. Er ist Musiker und will dem Heiligen Vater unbedingt Palestrinas ‹*Missa Papae Marcelli*› auf der Klarinette vorspielen. Und dort, das ist eine Schwimmbadreinigungsfirma –»

So ging es hin und her, und in der Tat: Schwester Maddalena beruhigte sich langsam. Als der Kardinal aus den Gemächern des Papstes wiederkam, fand er sie in angeregtem Gespräch mit dem Prälaten versunken. Er bedeutete ihr, ihm zu folgen und sagte, einfach um etwas zu sagen und um Schwester Maddalena zu beruhigen: «Viele Leute heute.»

«Wird jeder vorgelassen?» Schwester Maddalena konnte dieses alles nicht fassen und war völlig baff.

«Jeder», versicherte ihr der Kardinal, «niemand hat diese Räume hier unangehört oder ungetröstet verlassen» – und er deutete auf eine Tür: «Dort hinein!» wies er Schwester Maddalena den Weg.

«Das ist . . .?» stotterte sie . . .

«Der Eingang zum Audienzraum», half ihr der Kardinal. «Der Heilige Vater erwartet dich, meine Tochter. Er hat viel Zeit für dein Anliegen.»

Schwester Maddalena war wie gelähmt, aber sie trat auf die einfache Tür zu. Der Kardinal öffnete ihr. Es war ihr, als sehe sie nur noch helles, glänzendes Licht.

*Regie: Jubelnder Orgelklang.*

Unwirkliche Musik drang an ihr Ohr. Sie war beim Heiligen Vater. – Der Kardinal schloß hinter ihr die Tür.

*Regie: Orgelklang bricht ab.*

Er lächelte wehmütig und wandte sich ab, um wieder an seine Arbeit zu gehen. Neugierig näherte sich der Prälat.

«Die andern Besucher meutern, weil wir sie vorgelassen haben. Eine einfache Schwester – was will sie vom Papst?»

Der Kardinal sah fast durch ihn hindurch und sprach: «Sie ist ein Mensch und hat das Recht, den Heiligen Vater zu sehen, wenn sie ihn braucht. Und außerdem –» seine Stimme wurde zum fast nicht mehr hörbaren Flüstern – «und außerdem: Sie hat die Schneekugel!»

Der Prälat erstarrte. – Schon wieder die Schneekugel! – Was hatte sie zu bedeuten? Bestand eine Verbindung zwischen der Schneekugel von Schwester Maddalena und der, die Dr. Borg bei Mutter Maria gesehen hatte? Wenn ja, welche?

## 79

Don Vitello Tonnato, der Pate, hatte die Intrige schlau eingefädelt. Die fremde schöne Frau, mit der Dr. Borg in der Bischofsbrücker Disco getanzt hatte, sei ihre Rivalin, hatte er ihr eingeredet – wobei er nicht wußte, welchen tiefen Eindruck die fremde Frau (natürlich niemand anderes als Diana, Gräfin Retzlow) tatsächlich auf den jungen, in weiblichen Personen unerfahrenen Frauenarzt gemacht hatte. Anna brütete Rache. Unruhig warf sie sich auf dem nicht ganz sauberen Bett in der kleinen, nicht ganz sauberen Pension hin und her. Ihre Gedanken kreisten einzig um Dr. Borg.

«Ich liebe dich, ich hasse dich!» zischte sie. «Ich kann ohne dich nicht leben! Wenn du mich verläßt, töte ich dich – und dann mich!» schrie sie. «Wir wollen wenigstens zusammen sterben!» stöhnte sie. «Ach, daß wir heißblütigen Italienerinnen nicht lieben können wie andere Frauen!» brodelte es aus ihr. «Daß in uns stets ein Vulkan kocht, heiß, glühend!»

Sie quälte sich mit Selbstvorwürfen, daß sie Dr. Borg nicht rechtzeitig ihre Liebe entdeckt hatte, daß sie sich zu kühl gezeigt hatte, und gab sich ihrem Schmerz hin: «Das ist das Los des Schönen auf der Erde, denn alles Schöne ist schrecklich. Und ach! Nur der Schönheit weihte ich mein Leben, und jetzt – diese schwellenden Lippen, sie wären dein gewesen, die glutheißen Augen, sie wären dein, das pechschwarze, volle, lockige Haar, die elfenbeinernen Schultern, die feste Brust, die geschmeidigen Hüften, die zarten Fesseln, alles wäre dein gewesen, aber du hast mich verschmäht! Jetzt ist der Tag der Rache! Ach, eines Schattens Traum ist der Mensch!»

Vor Annas geistigem Auge erstanden wild durcheinander Bilder wilder Leidenschaft: Wie sie Dr. Borg mit dem Schweizer Messer, das sie der Messer-Sammlung ihres Bruders entnommen hatte, in kleine handliche Stücke schnitt – sie schüttelte die Lockenpracht, wie um einen bösen Traum zu verjagen, schlüpfte in ihren Mantel und eilte auf die Straße, um in Roms föhniger Luft auf andere Gedanken zu kommen. Kaum war sie ein paar Meter gelaufen, da stutzte sie – auf der anderen Straßenseite lief gelangweilt jemand, den sie mehr als gut kannte . . .

«Luigi!» rief sie und stürzte hinüber, wobei sie fast von einem Taxi, das sich mühsam im dritten Gang, im einzigen, der noch funktionierte, seinen Weg bahnte, überfahren worden wäre. Der Fahrer, der ihretwegen anhalten mußte, fluchte. Anna beachtete ihn nicht. Luigi drehte sich um und zeigte sein Erstaunen deutlich.

«*Sorellina!* Ich bin erstaunt – was machst du hier?»

Anna ging auf diese Frage überhaupt nicht ein.

«Ich habe euch gesucht!» sagte sie und leichte Röte legte sich auf ihre Wangen. «Bist du – bist du allein?»

Luigi lachte und tat kund: «*Non sono solo.* Giulio ist auch hier. Er ist im Hotel. Ich bin spazieren. Er liest, Bücher über Krankheiten, puh! Nichts für mich!»

«Ihr wohnt hier?»

Sie war eine schlechte Schauspielerin, konnte sich kaum verstellen, aber da Luigi keinen Argwohn hegte, merkte er nichts.

«Wo – wo wohnt ihr denn?» frug sie also nochmals.

Luigi nannte ihr den Namen des Hotels und bat sie, doch mitzukommen. Giulio würde sich freuen.

Anna schützte vor, ihr Gepäck holen zu müssen. Sie wolle die beiden lieber am Abend treffen, man wisse nie, ob man nicht verfolgt werde . . .

*«Sei molto prudente! A stasera!»* verabschiedete sich Luigi.

*«A stasera!»* verabschiedete sich Anna.

Luigi ging grinsend und pfeifend weiter. Anna blieb stehen. Ihre Hand krampfte sich über dem Herzen zusammen. In der Innentasche des Mantels spürte sie die Konturen des Schweizer Messers ... Plötzlich hörte sie eine Stimme hinter sich, die sie sofort als die Aglios erkannte.

«Signorina Tortelloni?»

Sie drehte sich um. *I solisti romani* standen hinter ihr, Aglio und Olio, die Leibkiller des Paten, und redeten abwechselnd auf Anna Tortelloni ein: «Wir haben Sie beobachtet.»

«Der Pate wünscht Sie zu sehen.»

*«Adesso.»*

*«Vengo subito.»* – Annas Stimme war hart geworden.

Die beiden nahmen sie in die Mitte. – Was wollte der Pate von ihr? Würde sie Dr. Borgs Aufenthalt verraten und ihn damit dem sicheren Tod durch eine Klaviersaite aussetzen?

## 80

Die «Freunde der italienischen Oper» und der «Freundeskreis der unvergänglichen Werke des Künstlers Klötzer» hatten sich nicht lumpen lassen. Thomas Klötzer hätte befriedigt auf seinen Ausstellungsraum blicken können, hatten die Sponsoren doch nichts Geringeres als die Engelsburg gemietet. Daß er nicht zufrieden war, lag an der künstlerischen Ignoranz der italienischen Behörden.

«Arschgeigen!» brummte er in sein halbvolles Whiskyglas. «Arschgeigen!» wiederholte er mit Inbrunst. Grund seines Zorns: Die Behörden hatten es ihm verweigert, die Engelsstatue auf der Engelsburg zu entfernen und sie durch ein acht Tonnen schweres Gebilde aus Stahl zu ersetzen.

Halblaut moserte er vor sich hin: «Als ob der alte Kram was

wert sei! Gegen meine Raumzeichen! Ein Raumzeichen in Rom – davon würde man reden! Und die kommen einem mit Michael Anschello oder wie der Kerl heißt!» Angewidert ob so viel Unverständnisses ließ der Kunstprofessor seine Klötze zu Hause. Er widmete sich neuer Kunst: der Foodart. Mißmutig strich er Margarine, Schmalz, Butter und vor allem Leberwurst in die Ecken der Engelsburg, modellierte grob einen Schweinskopf aus Mettwurst und stocherte mit der Nagelfeile ein wenig darin herum. Außerdem hing er ein paar alte Bilder aus seiner gegenständlichen Periode auf, lud die Presse ein, ließ ein großes Transparent «Thomas Klötzer, Botschafter der deutschen Kunst» über dem Eingang der Engelsburg anbringen und bestellte ein kaltes Buffet. Nicht zufrieden schlenderte er durch die Räume, warf den Arbeitern hier und da ein unfreundliches Wort zu, die letzte Hand wurde angelegt, aber es fehlte noch der Knüller, ein Werk, das die Besucher atemlos von den Sitzen riß – und sich außerdem gut im heimatlichen Bischofsbrück als das «Ereignis von Rom» verkaufen ließe. In einer Ecke umzäunte ein Arbeiter einen Margarineberg und biß nebenbei in eine kräftige rote Wurst, deren Farbe auf Farbstoffe schließen ließ. Nach ein paar Bissen legte er den Wurstrest angewidert auf einen fettigen Teller. Klötzer ging achtlos vorbei, dann zündete es bei ihm: «Das ist es!» rief er. Er riß dem Arbeiter den Teller aus der Hand, den jener gerade wegwerfen wollte.

«Nein, nein, nicht wegwerfen! Hierlassen – du verstehn?»

Etwas ratlos und leicht amüsiert betrachtete der Arbeiter den enthusiasmierten Bischofsbrücker Künstler, der, nun völlig aus dem Häuschen, mit in die Ferne gerichtetem Blick deklamierte: «Ich erkläre diese Komposition zum Kunstwerk! Der Wurstzipfel, der Teller, jener Senfrest, das Messer – ich nenne es, ich nenne es ...»

Der Arbeiter unterbrach diesen hehren Augenblick mit wortlos ausgestreckter Hand und machte die Gebärde des Geldzählens. Zerstreut reichte Klötzer ihm 1000 Lire, die der Arbeiter vergnügt einsteckte. Klötzer stellte den Teller vorsichtig auf einen kleinen Tisch und deklamierte weiter:

«Ich nenne es ‹Künstlermahlzeit› – nein, zu gewöhnlich. ‹Künstler› – Schrägstrich – ‹Mahlzeit› – Klammer auf: ‹angebrochen› – ja, das ist es – Künstler/Mahlzeit (angebrochen) – ein starker Titel!»

Eilig lief er in den Nebenraum, um diesen Titel auf einem Blatt Papier zu verewigen. Was er nicht wußte, war, welche Rolle dieses Kunstwerk im weiteren Verlauf unserer Geschichte spielen sollte.

Ja, welche?

## 81

Don Vitello Tonnato lehnte sich zurück. Satt schob er den Porzellanteller des Hotels *Palazzo Farnese* von sich weg und gestattete sich einen leichten Rülpser. Mit einer Serviette aus feinstem Damast wischte er sich die fettig-feuchten Lippen ab und entfernte einige Brösel Chester-Käse aus seinem eleganten Bärtchen. Mit einem Schluck trank er den Rest Champagner aus, der in der dünnwandigen Sektschale perlte. Die Austern hatten vorzüglich geschmeckt. Das war das Richtige für den kleinen Zwischenappetit: ein Dutzend Austern und eine Flasche Champagner. Und was den Nachtisch betraf, da hoffte er auf Anna Tortelloni. Den Korb mit frischen importierten Früchten, die Glasschale mit reinstem Quellwasser und den Teller mit dem goldenen Früchtebesteck beachtete er nicht weiter. Er trat ans Fenster und blickte auf die Piazza, die langsam dunkel wurde. Der Abend kommt früh in Rom um diese Jahreszeit. Es klopfte. Einmal, zweimal.

*«Pronto!»* rief er ungeduldig. Seine beiden Killer traten ein, Aglio und Olio, die Meister der Klaviersaite, *i solisti romani*. Mit ihnen kam Anna Tortelloni. Sie blieb mitten im Raum stehen.

Don Vitello sagte mit einladender Handbewegung: «Nehmen Sie Platz, Signorina, *prego*!»

Unter dem Eindruck dieses sehr bestimmten «Bitte!» setzte sich Anna in einen der wuchtigen Sessel. Den Mantel behielt sie an. Don Vitello scheuchte seine beiden Leibwächter hinaus: «Wartet vor der Tür – und jetzt zu uns, Anna, *bella*.»

Er griff in den Champagnerkühler, holte die Flasche heraus, so daß Anna das berühmte Etikett sehen konnte und bot an: *«Un sorso? E vino di Francia?»*

Anna schüttelte jedoch den Kopf.

«*Parliamo insieme* – sprechen wir also zusammen, Signorina. Sie haben ihn getroffen?»

Anna verneinte dieses.

«Sie wissen aber, wo er ist?»

Don Vitellos Stimme war unangenehm leise und lauernd geworden.

Anna aber schwieg.

«Sie wissen es, nicht? Ihr Schweigen verrät Sie.»

Genießerisch schlürfte er etwas Champagner.

«Sie wollen wirklich keinen? *E meraviglioso*!»

Seine Stimme wurde einen Ton schärfer.

«*Dov'è* Dr. Borg? Wo ist Dr. Borg?»

Schweigen. Anna Tortellonis Hand krampfte sich nur noch mehr um das Messer in ihrer Tasche – das Schweizer Messer, das sie der Kollektion ihres Bruders entnommen hatte. Der Pate wurde langsam unruhig.

«Ich habe nicht viel Zeit, Signorina. Ich muß wissen, wo er ist, es ist wichtig. Ich habe Methoden, Sie zu zwingen. *E luogo di lacrime!* Dies ist ein Schreckensort – wenn ich will.»

Bevor Anna Tortelloni ihren gehaßten Geliebten jedoch verriet, wollte sie noch einiges wissen. Auf ihre Frage: «Was werden Sie mit ihm tun?» zuckte Don Vitello jedoch nur die Achseln, und antwortete:

«Ich weiß nicht. Mit ihm reden. Ihn fragen, was er zu tun gedenkt. Was er – erzählen will.»

Anna blickte ihn lange Zeit unschlüssig an. Don Vitello prostete ihr freundlich mit seinem Glas zu. Sie öffnete den Mund zu einer Antwort.

Würde Sie den Aufenthaltsort Dr. Borgs verraten? Würde sie ihn ans Messer liefern, die Killer der Mafia ihre blutige Rache vollziehen lassen?

## 82

«Sie wollen nur mit ihm reden?» wollte Anna wissen.

*«Sì»*, antwortete Don Vitello mit einem bösen Lächeln.

«Und die beiden?»

Sie zeigte auf die Tür.

«*I solisti romani?* Die Herren mit der Klaviersaite?»

«Nicht», versuchte Don Vitello zu beruhigen, «wenn ich sie nicht brauche.»

Anna verstand dies offensichtlich falsch.

*«Quanto?»* fragte sie. Und nachdem Don Vitello sie nur fragend anschaute, konkretisierte sie: *«Il prezzo.»*

«Den Preis», Don Vitello lachte. «Meine Liebe – man nennt mich zwar käuflich, aber von schönen Frauen lasse ich mich nicht mit Geld bestechen. *Voglio altra mercede!* Mein Preis sieht anders aus!»

Anna erschauerte. Es lief ihr kalt den Rücken herunter, als sie in die Augen des Paten sah, die Begierde erkannte, die ihn entflammt hatte. Was wollte er von ihr?

Er sagte es: «Lieb ich dich doch schon lange, Anna, doch so reizend wie heute hab ich dich nie gesehen! Deine Tränen entflammen all meine Sinne! Du wirst mein sein!»

*«No»*, kreischte Anna, was Don Vitello, den Paten, zu einem heiser laut geflüsterten: *«Sì, t'avrò!»* veranlaßte.

Er war aufgesprungen. Glühend vor Leidenschaft stand der kleine, dicke Mann mit den zu großen Füßen und den dicklich–

gelben Wurstfingern vor ihr. Die glitzernden Ringe, die feine Pomade konnten seine Minderwertigkeit nicht verdecken. Um so widerlicher war er für Anna, die sich in ihrem Sessel versteckte.

*«Come tu m'odi!»* keuchte der Pate. *«Cosi ti voglio!»* keuchte er weiter, «so will ich dich, Haß oder Liebe, es ist gleich, du wirst mein!»

«Dann läßt du ihn gehen?» hauchte Anna, und ließ ihre Bereitschaft erkennen, dafür den steilen Pfad der Tugend zu verlassen.

Don Vitello, dieses wohl bemerkend, flüsterte: *«Sì.»*

Seine falschen Augen ließen ahnen, daß er log. Aber Anna in ihrer Angst merkte es nicht. Flüsternd nannte sie den Namen des kleinen Hotels, in dem Dr. Borg und Luigi sich versteckt hielten. Die Spannung wich aus den verzerrten Zügen des Paten. Mit einem schrillen Pfiff rief er seine beiden Leibwächter ins Zimmer.

*«Padrone?»* Aglio war sofort zur Stelle.

*«Ho l'albergo del dotore Borg.»*

Aglio lachte kichernd, als Don Vitello ihm den Namen nannte. Die beiden verschwanden so lautlos wie sie gekommen waren. Olio ließ dabei die Klaviersaite pfeifen. Anna schreckte hoch.

«Du hast gelogen!» sagte, nein, schrie sie. «Du wirst ihn töten lassen! *Bestia!*»

Don Vitello beachtete ihre Einwände nicht weiter. Lachend stand er neben der Champagnerflasche, ein Inbegriff des Bösen und Gemeinen. Das Unheil hatte gesiegt. Dr. Borg war in der Gewalt der Mafia. Würde er entkommen können? Oder würde er in der Umschlingung einer Klaviersaite sein junges Leben aushauchen?

## 83

*Regie: Im folgenden kann, darf oder soll Musik aus ‹Tosca› unterlegt werden – die ganze Szene seit Beginn des Treffens Anna–Pate ist eine ‹Tosca›-Paraphrase.*

Höhnisch lachte Don Vitello Tonnato: «Ja, meine Liebe, du warst ein guter Falke – jetzt ist es zu spät für deinen *cavaliere.*»

*«Assassino!»*

Wieder lachte der Pate. Er trat auf Anna Tortelloni zu und legte ihr seine dicke, reichberingte, ölige Hand auf die Schulter. Sie zuckte zurück, wie wenn ein ekliges Reptil sie berührt hätte. So sah sie den Paten auch. Dessen Gesicht verdüsterte sich bei Annas Bewegung.

«Zier dich nicht, *Anna mia,* jetzt bist du mein! *Tutta mia! Finalmente mia!*»

Er trat auf sie zu. Sie wich vor ihm zurück ans Fenster. Böse lächelnd kam er immer näher. Seine weibischen, gemeinen Lippen spitzten sich zu einem Kuß, geilste Gier glänzte in seinen winzigen Augen. Schweiß lief ihm über die Stirn in den Hemdkragen, denn Hals hatte er keinen zur Verfügung. Anna kämpfte mit Übelkeit, ihre Hände krampften sich in den Taschen ihres Mantels fest – und da! Er war bei ihr, sein Gesicht näherte sich dem ihren, er versuchte sie zu küssen – sie packte das Schweizer Messer ihres Bruders, das sie bei sich trug, und stieß es ihm mit den Worten: «*Quest è il bacio di Anna,* das ist mein Kuß!» zwei-, dreimal in den gedunsenen Leib.

*«Maledetta! Aiuto! Muoio!»* röchelte Don Vitello, der Pate, bevor er mit einem schweren Fall zu Boden sank, die Hände auf die tödlichen Wunden gepreßt, Blut spuckend und keuchend versuchte er sich wieder aufzusetzen, um Hilfe rufend, gurgelnd, kroch er in Richtung der Klingel für den Etagenservice.

«*Soccorso!* Hilfe!» Niemand jedoch hörte sein Rufen.

Anna stand wie gelähmt mit glühenden Augen vor ihm, das blutrote Schweizer Messer in ihrer schmalen, feingliedrigen Hand. «Erstick in deinem Blut!» flüsterte sie ihm beschwörend zu.

*«Muoio!»* röchelte Don Vitello, der Pate, wurde aber von Annas schrillem *«Muori dannato! Muori! Muori!»* übertönt.

Don Vitello röchelte noch ein letztes Mal, und Anna stellte laut mit hysterisch triumphierender Stimme fest: «*E morto*. Er ist tot.»

Dem war so. Der Rest war Schweigen.

Lange stand sie vor dem Leichnam, der einmal der mächtigste Mann der Mafia gewesen war. Fast tonlos sagte sie zu ihm: *«E davanti a lui tremava tutta Roma!»*

Sie blieb noch einen Augenblick in ihrer Erstarrung stehen. Dann kam ihr blitzartig der Gedanke: Dr. Borg! Sie mußte ihn retten, warnen, vor den Killern bei ihm sein. Sie warf das Messer weg, ihr Blick fiel, als sie hastig das Zimmer verlassen wollte, auf zwei Leuchter am Tisch. Sie stellte beide neben den Toten und stürzte aus dem Raum.

Würde sie rechtzeitig bei Dr. Borg sein?

## 84

Aufgeregt sah sich Anna auf der Straße um, sie suchte das vertraute Schild, das anzeigte, daß in diesem Geschäft oder dieser Bar telefoniert werden könne. Die ersten beiden Geschäfte hatten keine *gettoni,* keine jener Metallscheiben, die man zum Telefonieren braucht, bei den nächsten drei war das Telefon kaputt, beim nächsten gestört. Endlich, in einem kleinen Café, kam sie durch. Luigi hob den Hörer ab.

*«Sì?»*

*«Sono io, Anna.»*

«Anna? Was ist los?»

«Ich habe keine Zeit, Luigi», antwortete Anna tonlos, *«dov'è Giulio?»*

«*Non è qui*. Er ist weggegangen, Anna.»

«Wohin?» Anna stöhnte.

«Er hat gesagt, es gibt eine Ausstellung mit einem *pittore tedesco*, im Castel Sant'Angelo.»

Nach dieser Antwort ihres Bruders wurde es vor Annas Augen schwarz. Sie brachte erst einmal kein Wort heraus.

Luigis: «Anna? Bist du noch da?» ließ sich jedoch wieder hellwach werden.

«Hör zu, es ist eilig. *I solisti romani* sind hinter euch her, sie wissen, wo ihr seid, werden gleich da sein. Du mußt verschwinden, so schnell wie möglich. Wir treffen uns.»

*«Dove?»* fragte Luigi, und Anna schlug vor:

«Im Castel Sant'Angelo. Weißt du, wer die Veranstaltung dort macht? *Gli amici della lirica italiana* ...»

Luigi stöhnte: «Die Mafia!»

Dr. Borg war also im Begriff, sich in die Höhle des Löwen zu begeben. Anna legte nach ein paar hastigen Worten auf, verließ die Bar und winkte ein Taxi heran. Keuchend hielt das Auto.

«Castel Sant'Angelo!» befahl Anna. Der Fahrer stöhnte. Verzweifelt versuchte er wieder anzufahren. Quietschend und rumpelnd setzte sich der Wagen in Bewegung, vorsichtig fädelte sich der Fahrer in den *stop-and-go*-Verkehr ein, der tagein, tagaus in römischen Straßen herrschte.

«Ich habe es eilig!» sagte Anna. Der Fahrer zuckte die Achseln. Anna wühlte in ihrer Tasche und reichte ihm einen Fünftausend-Lire-Schein. Der Fahrer grinste ihr im Rückspiegel zu und spuckte den Kaugummi aus. Er trat auf das Gaspedal, scherte aus der Kolonne aus und raste rechts auf dem Bürgersteig, vorbei an erschrocken aufschreienden Touristen und Römern, die gelangweilt zur Seite traten, an der ganzen Kolonne vorüber. An der nächsten Ecke bog er wild hupend falsch in eine Einbahnstraße ein. Ein Polizist winkte ihm freundlich zu und grüßte: *«Ciao, Carlo? Va bene?»*

«*Molto bene!*» rief der Fahrer zurück. Weiter ging die wilde Jagd, und in ein paar Minuten waren sie an der Engelsburg. Dort herrschte großer Trubel, denn die Eröffnung der Ausstellung stand unmittelbar bevor. Anna gab dem Fahrer nochmals 5000 Lire und quetschte sich an den eleganten Ehrengästen vorbei zum Eingang durch. Ein Offizieller versuchte sie zurückzuhalten.

«*Stampa!*» rief sie. «Presse!» und winkte mit ihrem Mitgliedsausweis für den Tierschutzbund. Der Offizielle wies sie ein. Mit ein paar hundert anderen Leuten, die ebenfalls keine Eintrittskarten hatten, wurde sie in die Eingangshalle gespült. Sie war in der Engelsburg. Sie sah das eine oder andere bekannte Galgengesicht – die Mafia war also da. Aber wo war Dr. Borg? Und wo war ihr Bruder Luigi? Vergebens suchte sie einen Schimmer von Dr. Borgs goldblonden Haar oder von Luigis schütterem Hinterkopf zu erhaschen. Beide waren nirgendwo zu sehen.

War Anna etwa zu spät gekommen? War eine Rettung nicht mehr möglich? Oder hatte sie noch eine Chance?

## 85

Die letzten Takte eines Streichquartetts erklangen, Dr. Borg hatte den musikalischen Teil der Eröffnung der Ausstellung verpaßt, als er endlich einen Platz gefunden hatte. Was ihn merkwürdig berührte, war, wie eigenartig das Publikum aussah – nicht die üblichen feinen, eleganten Herrschaften, die er von den Bischofsbrücker Vernissagen kannte, sondern eher etwas roh und gewöhnlich aussehende Herren und Damen, die um mehr als eine Spur zu auffällig gekleidet waren.

Dr. Borg schob das auf den Umstand, daß in Italien jede Gesellschaftsschicht kunstsinnig ist. Aber es wunderte ihn vor allem, wie gleichgültig die Zuhörer die brillanten Festreden der Bischofsbrücker Theologen Dr. King und Dr. Kong aufnahmen, eine witzige Abrechnung mit dem Heiligen Stuhl, der beiden jüngst das Lehramt entzogen hatte. Nicht daß Dr. Borg an den Entscheidungen des Heiligen Stuhls rütteln wollte – weit gefehlt –, aber als Akademiker schätzte er den Geist, wo immer er ihn traf.

«Und nun, liebe Festgäste, meine Damen und Herren, verehrte anwesende Kommunalpolitiker ...»

Künstler Klötzer grüßte ölig die Anwesenden und gab dann ein Zeichen an zwei Bedienstete, die an einen Tisch traten, der mit einem weißen Tuch bedeckt war.

«... und nun darf ich», fuhr er fort, «Ihnen vorführen, was ich in einer stillen Stunde, was sage ich: in langen Wochen des Kampfes, um die richtige Inspiration schuf – das Kunstwerk, was sage ich: DAS Kunstwerk für diese Tage in Rom, geschaffen in tiefer Verehrung für die Ewige Stadt, für die großen Künstler, die in ihr schufen für ... äh ... jedenfalls: die Kunst, meine Damen und Herren, das Werk zur Ausstellung: Künstler-Schrägstrich-Mahlzeit-Klammer auf-unterbrochen-Klammer zu.»

«Irre sinnig», murmelte einer der beiden Bediensteten, die nun anfingen, das Kunstwerk zu enthüllen, bei dessen Entstehung wir dabei waren: ein fettiger Teller, auf dem eine angebissene Rotwurst, etwas Senf und Messer und Gabel drapiert waren. Sparsamer Beifall brandete auf, Künstler Klötzer verbeugte sich, da kam leise Unruhe in den hinteren Reihen des Saals auf. Dr. Borg, im Kunstgenuß gestört, sah sich um. Er erstarrte. Olio und Aglio, die beiden Mafia-Killer, standen in der Tür, bemerkten ihn im selben Moment, lächelten böse und flüsterten mit einigen anderen Leuten. Sofort, ohne daß es auffiel, wurden die Türen des Saals von finster aussehenden Herren im kleinen Nadelgestreiften besetzt. Dr. Borg war in der Falle. Er lehnte sich zurück, während auf der Bühne ein magerer Mann umständlich die Fahrradklammern aus seiner Hose entfernte, eine alte Klarinette auspackte und stimmte. Schweiß trat ihm auf die Stirn. Er schloß die Augen, zermartete seinen Kopf nach einem Ausweg und wurde angestoßen. Er sah auf. Luigi kniete neben ihm.

«*Ti guardi,* Giulio!» flüsterte der kleine Italiener.

Dr. Borg nickte und sagte: «Ich weiß.»

«Das alles sind Mafiosi», flüsterte Luigi.

«Was können wir tun?» – Noch war Dr. Borg nicht aus der Fassung.

«Sie werden kein Aufsehen wollen, eh? Es sind hohe Politiker hier, Männer der Wirtschaft», Luigi machte eine bedeutungsvolle Geste, «aber wenn der Saal sich leert – *madonna!*»

Er machte die Gebärde des Halsabschneidens.

«Und?» wollte Dr. Borg überflüssigerweise wissen.

«Dann sterben wir zusammen», sagte Luigi mit fester, starker Stimme und klopfte auf seine Tasche. «Mein Stiletto ist bei mir.»

Dr. Borg war den Tränen nahe. Das war echte Freundschaft! Aber plötzlich formte sich in seinem Kopf eine Idee ... Welche wohl? Sah Dr. Borg eine Chance, aus der Engelsburg zu entkommen?

## 86

Staatsanwalt Dr. Fall, der unter Schluckauf litt, seit man ihn von der Affäre Dr. Borg entbunden hatte, traf sich jeden Abend in seiner Stammkneipe mit Kriminaloberrat Greifer. Die beiden Studienfreunde pflegten seit einiger Zeit Erkenntnisse auszutauschen, um so stärker, je mehr Kriminaloberrat Greifer in die Affäre verwickelt wurde. Bei dem einen oder anderen Bier sprach es sich auch leichter.

«Mir scheint die Sache klar!» äußerte Greifer eines Abends und nahm einen kräftigen Schluck. «Du solltest langsam was gegen deinen Hickser tun!» setzte er hinzu und leerte sein Glas.

«Geht nicht», wandte Dr. Fall ein, «erst wenn die Sache abgeschlossen ist!»

«Das könnte schnell gehen. Ich glaube, wir sind auf der richtigen Spur – Dr. Borg ist nicht der, für den man ihn hält. Ich gehe sogar so weit zu sagen – er ist unschuldig. Jawohl!» Greifer leerte das nächste Glas und fuhr fort: «Ich denke, wir können es beweisen.»

«Beweisen – aber nützt das was?» frug der junge Staatsanwalt skeptisch.

«Du warst doch immer so eine positive Beamtentype!» erwiderte der Polizist und erinnerte sich: «Hast mich 'nen Zyniker gescholten!»

«Ich habe gelernt.» Der Staatsanwalt wollte zu einer längeren Rede seinen Boss Dr. Knall betreffend ausholen, wurde jedoch von Greifer unterbrochen: «Ach was – selbst so einen Knallkopp wie deinen Chef werden Beweise überzeugen! Prost!»

Während die beiden miteinander anstießen, saß der solchermaßen Apostrophierte im Tagungslokal des Bischofsbrücker Roli-Club und sinnierte. Oberstaatsanwalt Dr. Knall, der gern politische Karriere machen wollte, kam nicht weiter, solange er den flüchtigen Dr. Borg nicht auf irgendeine Weise unschädlich machen konnte. Er war zornig, eigentlich auf sich, aber da er sich das nicht eingestehen wollte, kanalisierte er seine Wut in andere Richtung – zum Beispiel in Richtung des Radio BB-Chefs Dr. Fehler, der frohgemut das Lokal betrat.

«Da ist ja unser Terroristenfreund!» knurrte der Oberstaatsanwalt. Aus Dr. Fehlers Gesicht wich das fröhliche Pfeifen. Verständnislos starrte er Dr. Knall an.

«Na, haben Sie sich nicht so! Ich hab doch nur ein Scherzle gemacht!» versuchte der Staatsanwalt abzuwiegeln, hatte er doch aufsteigende Röte in Dr. Fehlers Gesicht richtig gedeutet.

Dr. Fehler war empört und konterte: «Korrigieren Sie mich, aber das war kein guter Scherz. Darüber kann ich nicht lachen.»

«Verstehe ich.» Staatsanwalt Dr. Knall ließ es sich angelegen sein, auf jovial zu machen. «Aber es stimmt dennoch.» Mußte er doch noch anmerken.

«Da muß ich um Dispens bitten, lieber Herr Doktor Knall: die Einstellung – äh – geschah ohne Wissen der – der – äh – Anschuldigung.»

«Anschuldigung? Tatsachen, denke ich!»

«Das ist wohl ein Mißverständnis. Von Tatsachen kann nicht die Rede sein – Anschuldigungen, mehr nicht. Unbewiesen!»

Der Oberstaatsanwalt lachte und fragte hämisch: «Können Sie mir dann erklären, warum Sie ihn eingestellt haben, diesen – äh – Herrn Papst, oder wie er sich nannte?»

Dr. Fehler wurde rot, aber es war die Röte des Zorns. Mit spitzem Finger rückte er Dr. Knall auf den Pelz. «Können Sie ein Zelt füllen? Seien Sie ehrlich: nein. Dieser Herr Papst konnte es, ein Zelt mit zweitausend Gästen zur Begeisterung treiben. Deshalb haben wir ihn angestellt. Kontrollieren Sie meine Logik.»

«Auf jeden Fall ist er ein Terrorist! Und Sie, Herr Dr. Fehler, machen sich stark für ihn!»

«Ich mache mich für seine journalistischen Fähigkeiten stark! Und in seinem Fall ist das letzte Wort noch nicht gesprochen, jawohl! Entschuldigen Sie mich!»

Zornesrot verließ Dr. Fehler den Raum. Was machte den sonst so ruhigen und konzilianten Mann wohl so wütend? Wußte er etwas, hatte er geheime Informationen? Gab es noch Verbindungen zwischen Radio BB und Dr. Borg?

## 87

Luigi Tortelloni blickte den jungen, sympathischen Arzt an und fragte verwundert: «Was willst du tun, Giulio?»

«Wart's nur ab.» antwortete Dr. Borg geheimnisvoll und stand auf.

Er bemerkte, wie die an den Türen postierten Mafiosi auf ihn zeigten. Herren mit ausgebeulten Anzügen nickten und klopften sich auf die Schultern. Dr. Borg trat vor. Der ausgemergelte Mann mit der Klarinette, der das musikalische Programm besorgen sollte, hörte zu spielen auf. Dr. King und Dr. Kong, die beiden Theologen, waren sprachlos. Künstler Klötzer versuchte zu protestieren:

«Halt, halt, um Himmels willen, was soll ...»

Dr. Borg blieb vor dem Kunstwerk des Tages stehen: ein Zipfel Wurst auf einem fettigen Teller, etwas Senf und Messer und Gabel kunstvoll drapiert. Künstler / Mahlzeit (unterbrochen). Klötzer kam langsam näher. Da Dr. Borg den Teller anstierte, witterte er einen Kunden und sprach ihn an:

«Schön, nicht? Ausdrucksvoll?»

Auch die beiden Theologen waren nähergekommen.

«Was, Klötzer», meinte Dr. King «mit derartig befremdlichen Zusammenstellungen intendiert, ist nicht die Vergegenständlichung des Befremdens selbst.»

«Er möchte vielmehr», fuhr Dr. Kong fort, «einen Abstraktionsprozeß initiieren.»

Und nun spielten Dr. King und Dr. Kong, als hätten sie das einstudiert, für eine Weile sozusagen rethorisches Pingpong: «Die Unmittelbarkeit des anschaulich Gebotenen hat lediglich eine Auslösefunktion.»

«Sie setzt ein Analogiedenken –»

«Und Assoziationsvermögen!»

«– jawohl, in Gang, die es erlauben, noch dort Verbindungen zu sehen, wo praxisorientiertes Denken und realitätsbezogenes Wahrnehmen nichts als völlig zusammenhanglose Details ausmachen!»

Klötzer drängte sich wieder vor und brachte sich ins Spiel: «50000, und es gehört Ihnen! Sagen wir – 45000 – Skonto? Ich nehme Schecks und Kreditkarten jeder Art. Bargeld wäre mir am liebsten!»

Dr. Borg mußte innerlich lächeln – trotz der Größe der Gefahr –, als er sich Klötzer zuwandte und mit den schlichten Worten: «Ich habe Hunger!» nach der Wurst griff.

Er packte sie, ehe ihn jemand hindern konnte, und aß sie auf einem Sitz auf. – Langes Schweigen. Dann ein heilloses Durcheinander. Dr. King und Dr. Kong, Holger Schmalspur und Klötzer sprachen aufgeregt durcheinander:

«Wie wenn man Raffaels *‹Pietà›* zerstörte!»

«Die ist von Leonardo!»

«Nein, Raffael!» stritten die beiden Theologen.

«Und was wird mit mir? Soll ich meine Klarinette wieder einpacken?» war Holger Schmalspur aus dem Stimmengewirr herauszuhören, und Künstler Klötzer stöhnte, weinte dazwischen:

«Er hat – er hat – 50000 Märker beim Teufel – er hat – mein Kunstwerk – aufgefressen . . .»

Die Mafiosi im Saal waren aufgesprungen und griffen zu ihren Pistolen. Der Justizminister erhob sich und gebot ihnen mit einer Handbewegung Schweigen. Carabinieri traten an Dr. Borg heran und packten ihn.

Klötzer heulte: «Diebstahl! Diebstahl! Ich bin bestohlen worden!»

Widerstandslos ließ Dr. Borg sich abführen.

Luigi kam an ihn heran und rief ihm zu: «Große Show, Giulio! *Straordinario! Un Miracolo!*»

Dr. Borg grinste Aglio und Olio vergnügt an, die vor Wut kochend am Ausgang standen. Sie ballten die Fäuste in den Taschen, als man ihr Opfer, das sie so sicher in ihrer Hand geglaubt hatten, an ihnen vorbeiführte. Klötzer stand noch immer regungslos vor den Resten seines Kunstwerks. Doch da blitzte in ihm ein Gedanke auf – er nahm seinen Filzstift und schrieb auf die Tafel unter dem jetzt leeren Teller: «Mahlzeit des armen Künstlers – fleischlos. – Ein neues Kunstwerk!» Und flüsterte wonnetrunken in sich hinein: Tausende von Mark wert!

Während Klötzer sich freute, führte man Dr. Borg ab. – War er damit der Mafia entkommen? Oder lauerten neue Gefahren auf ihn? Würde er in Italiens Kerkern verschmachten?

## 88

Dr. Borg bedeutete den beiden Carabinieri, sie sollten ihn loslassen, er komme freiwillig mit. Als Antwort legte man ihm Handschellen an. Als man ihn die Treppe hinabführen wollte, stürzte ihm, aufgelöst, mit wirrem Haar und glänzenden Augen, tränenüberströmt, Anna Tortelloni entgegen.

«Giulio! Ich habe dich gesucht, die ganze Zeit! Du lebst!»

«Ja – und? Warum sollte ich nicht leben?»

Gerührt betrachtete er die schöne junge Frau, deren wirkliche Schönheit ihm nie in diesem Maße aufgefallen war wie jetzt, wo sie ohne Schmuck, mit verlaufener Schminke vor ihm stand. Auch die beiden Carabinieri zeigten Wohlgefallen.

Ja, dachte Dr. Borg bei sich, ja, gäbe es jene fremde Schöne nicht, deren Zartheit mich so verzaubert hat, das scheue Reh aus der Disco in Bischofsbrück, wer weiß, ob ich nicht in diese hätte mich verlieben können!

Laut aber sagte er: «Warum bist du so aufgeregt, Anna?»

Tränen strömten über Annas Gesicht.

«Ich glaubte dich tot, Giulio! Ich fürchtete die Mafia, ich fürchtete den Paten!»

«Den Paten?»

«Don Vitello Tonnato! Ich selbst – ich war bei ihm!»

Sie schauderte bei der Erinnerung, und ihre Pupillen weiteten sich.

«Du warst bei ihm? Und bist frei?» Dr. Borg konnte das nicht fassen. «Merkwürdige Gnade des Paten!»

Verschämt schlug Anna ihre Augen nieder. Dann brach es jedoch triumphierend aus ihr heraus: «Seine letzte!»

«Seine letzte?»

Dr. Borgs Augen glänzten. Sollte er seinen Eid auf Hippokrates vergessen – gar gehofft haben . . .

«Er ist tot.» – Anna riß ihn aus seinen Gedanken, und er mußte sich zugeben, eben dieses gewünscht zu haben.

«Tot? Der Pate?» Man vermeinte, den besagten, vom Herzen fallenden Stein zu hören.

«Ich selbst – ich habe ihn getötet – mit diesen beiden Händen.»

Sie suchte sie hinter ihrem Rücken zu bergen, aber Dr. Borg griff danach trotz der Fesseln an seinen Handgelenken, küßte sie leidenschaftlich und hauchte in sie hinein:

«Die zarten Hände, ach, die weißen, kleinen, geschaffen einzig zum Tändeln und Kosen ...»

«Ja. Damit.» Mit großer Gebärde hub sie nun beide Hände empor.

«Er hat es verdient», beruhigte sie Dr. Borg.

«Ich hatte dich verraten!»

«Mich?» fragte er, nun endlich doch aus der Fassung gebracht.

«Ja. Ich liebte dich leidenschaftlich, ich liebe dich immer noch. Ich wollte dich töten – der Pate hatte mir gesagt, du betrügst mich, du liebtest eine andere ...»

Ein Schatten flog über Dr. Borgs Gesicht.

«Ist es wahr?» Wild glänzten die dunklen Augen Anna Tortellonis. «Liebst du – eine andere?»

Dr. Borg schwieg. Was sollte er sagen? War es Liebe, was er für diese fremde blonde Frau aus der Disco empfand? Oder war es nur der Eindruck, eher der Hauch von Reinheit und Herzensgüte, den er gespürt hatte, einen Hauch, der in seinem Beruf so selten war? Anna stöhnte auf.

«So ist es wahr!» Anna Tortellonis Stimme war tonlos geworden. «Du liebst eine andere!»

Hemmungslos schluchzend warf sie sich vor ihm auf den Boden. Was würde aus ihr werden? Was würde aus Dr. Borg werden?

Traurig sah Dr. Borg auf Anna nieder, die sich da zu seinen Füßen mit der ganzen Leidenschaftlichkeit der heißblütigen Italienerin in ihrem Schmerz wand. Hätte er sie belügen sollen, eine Liebe vorspiegeln, die er nicht empfand? Er wußte es nicht. Wahrheit oder Lüge – die uralte Schicksalsfrage eines Arztes, die auch durch den Eid des Hippokrates nicht beantwortet werden kann. Dr. Borg machte einen Versuch, Anna aufzuheben. Doch sie stieß ihn zurück.

«*Lasciami!* Laß mich. Rühr mich nicht an.»

«Anna ...» versuchte Dr. Borg ...

«Es ist gut», unterbrach ihn Anna. «Ich habe getan, was ich tun mußte. Ich würde es wieder tun.»

«Aber Anna – – das Leben ist nun einmal so!» setzte er reichlich hilflos hinzu.

Anna nickte unter Tränen. «Ja, es ist so. Warum», diese Frage richtete sie sowohl an Dr. Borg als aber auch an die ganze Welt, «kann es nicht anders sein?»

Sie richtete sich auf. Dr. Borg wollte auf sie zugehen und sie in den Arm nehmen, aber seine Handfesseln hinderten ihn daran. Außerdem wurden die Carabinieri des Wartens müde.

*«Avanti!»* sagte einer und zog Dr. Borg mit sich fort. Der junge Arzt drehte sich am Fuß der Treppe noch einmal um und sah Anna lange an. Sie lächelte unter Tränen.

*«Ciao, amore»,* flüsterte sie so leise, daß er es nicht verstand. Sie hob matt die Hand zu einem letzten Gruß, als Dr. Borg durch die Eingangstür verschwand. Sie wußte: Das war das endgültige Ende nicht nur ihrer Liebe. Mit bleischweren Gliedern stieg sie die Treppe ganz hinauf. Sie trat auf die Plattform der Engelsburg. Sie blickte auf Rom bei Nacht.

*Regie: Musik aus ‹Tosca›.*

«*E lucevan le stelle* ... es blitzten die Sterne, oft, in der römischen Nacht ... Und nun – sterbe ich in Verzweiflung, und liebte doch so sehr das Leben!»

Weinend preßte sie ihren Kopf, ihr heißes Gesicht gegen die

kühlen Steine der Brüstung. Sie hatte keinen Blick mehr für die Sterne, für die Kuppeln der Ewigen Stadt, überragt von Sankt Peter, dem Bild des Friedens, für die tausend Töne der südlichen Nacht – für die Schritte, die die Treppe hochkamen, und die undeutlich von unten kommenden Stimmen:

*«Ha ucciso Don Vitello Tonnato!»*

*«Pagherà la sua vita!»*

Olio und Aglio waren es, die am Telefon vom gewaltsamen Ableben des Paten erfahren hatten. Langsam kamen sie näher. Die beiden Leibwächter wollten den Tod ihres Herrn rächen. Mit beiden Händen zogen sie die Klaviersaiten straff, die sie stets benutzten. Eine Wiener Firma lieferte ihnen einmal monatlich einen größeren Posten. Anna sah hoch, als die beiden sich näherten.

Olio wiederholte: *«Tu pagherai ben cara la sua vita!»*

Ja – Anna wußte es, jetzt ging's ans Bezahlen. Ihr Leben für seins . . .

*«Colla mia!»* rief sie, sprang auf die Brüstung, und mit dem Schrei: *«Don Vitello, avanti a Dio!»* stürzte sie sich hinunter. Nicht in den Tiber, der viel zu weit weg von der Engelsburg fließt, sondern auf das Pflaster der Straße. Aglio und Olio rannten an die Brüstung und sahen von Entsetzen gepackt hinunter – verkrümmt wie eine zerfledderte Puppe lag der Körper der schönen jungen Frau da. Sie war für ihre Liebe in den Tod gegangen.

*Regie: Musik volle Pulle!*

## 90

Dr. Borg fiel mehr als ein Stein vom Herzen, als er die Engelsburg verließ. Es war, wie er zu seinem Bedauern feststellte, das zweite Mal, daß ihn Polizisten gefesselt in einen Peterwagen führten.

Ich beginne, mich daran zu gewöhnen! dachte er spöttisch bei sich, aber im Unterschied zu damals, als ihm die Polizistenhände, die ihn aus dem besetzen Haus gezerrt hatten, roh und ungeschlacht erschienen waren, sah er in den beiden Carabinieri jetzt geradezu rettende Engel. Und liebenswürdiger schienen sie ihm auch zu sein.

*«Sigarette?»* fragte einer der beiden freundlich. Dr. Borg nickte. Man steckte ihm eine *Nationali* in den Mund und zündete sie an. Dr. Borg mußte husten. Tränenden Auges brachte man ihn ins Revier. Er wurde in eine Zelle geschoben – und nichts rührte sich weiter. Er wartete. Und wartete. Ein Carabiniere brachte ihm das Abendessen: pampfige, nicht *al dente* gekochte, wie er das aus italienischen Kneipen in Bischofsbrück kannte und liebte, Nudeln mit einer undefinierbaren Sauce. Dr. Borg würgte den Fraß hinunter, wickelte sich in die dünne, fleckige Wolldecke und schlief einen tiefen, traumlosen Schlummer. Es ist schon etwas Seltsames um den Menschen: Im Bischofsbrücker Gefängnis konnte der junge, sympathische Frauenarzt kaum ein Auge zumachen. Und hier, im römischen Gefängnis, schlief er wie ein alter Knastbruder – «Knacki», wie man heutzutage sagte. Am nächsten Morgen wurde er unsanft geweckt.

«Was – äh – wo zum Teufel bin ich?» Er war sichtlich noch nicht ganz da, wischte sich den Schlaf aus den Augen.

«Was ist – äh – los?»

*«Pronto – signore – il procuratore aspetta.»*

Mit entsprechenden Gesten wollte der Carabiniere ihn zum Aufstehen bewegen. Dr. Borg deutete auf sein Gesicht und seine Zähne.

«Aber ich habe mich noch nicht ...»

*«Pronto, pronto, signore!»*

«Aber ich habe mich noch nicht gewaschen! Du verstehen! Waschen? Gesicht! Zähneputzen nicht vergessen – Zähne – du verstehen?»

Der Carabiniere lächelte ihn freundlich an und bleckte ebenfalls die Zähne, als Dr. Borg auf die seinen deutete. Seufzend wälzte sich Dr. Borg von seiner Pritsche und schlüpfte in seine Schuhe. Ungewaschen fühlte er sich nicht wohl – schon als kleines Kind hatte seine arme alte Mutter ihn stets zur Sauberkeit angewiesen. Ein Mensch sei, wie er aussehe, hatte sie ihm immer gesagt. Er versuchte die Zähne mit den Fingern wenigstens oberflächlich zu reinigen. Der Carabiniere lächelte. Knoblauchduft schlug Dr. Borg entgegen. Er ließ sich in das Büro des *procuratore,* des Staatswanwalts, führen. Dieser war ein eleganter kleiner Mann mit glänzenden Haaren. Dr. Borg fragte sich, welche Pomade der Staatsanwalt wohl benutzte, sichtlich aus dem Süden nach Rom versetzt, man sah es an dem langgewachsenen Nagel des kleinen Fingers an der rechten Hand, mit der angedeutet wurde, daß man keine Handarbeit verrichtete – ein alter Brauch im Süden –, dieser Staatsanwalt deutete mit einer einladenen Geste auf einen Stuhl.

«Setzen Sie sich bitte, mein Lieber!» sagte er in tadellosem, fast akzentfreiem, aber etwas gelackt wirkendem Deutsch. «Ich habe in München studiert, aber mein Deutsch ist nicht sehr gut, verzeihen Sie.»

Dr. Borg wunderte sich über die Zuvorkommenheit des *procuratore,* welcher freundlich fortfuhr: «Ein Kunstdieb, so sagt man wohl bei Ihnen? Sie haben ein – Moment – ein wertvolles Kunstwerk vernichtet?»

Der Staatsanwalt wedelte lächelnd mit den Akten.

«Wir sind sehr froh, Sie gefaßt zu haben.» Er machte eine kunstvolle Pause und setzte dann hinzu: «Dr. Borg.»

Der junge, sympathische Frauenarzt fuhr aus dem Stuhl hoch. Der Staatsanwalt winkte ihm lächelnd, sich wieder zu sezten.

«Dr. Julius Borg – Terrorist und Mörder. Ich freue mich

wirklich, Sie gefaßt zu haben. Natürlich müssen wir Sie ausliefern, lieber Dr. Borg. Der Antrag ist bereits gestellt.»

Dr. Borg wurde bleich.

War er damit erledigt? Nach der gefährlichen Flucht wieder unschuldig in den Händen der deutschen Polizei? Vom Regen in die Traufe gekommen?

## 91

Dr. Borg war über die Freundlichkeit des italienischen Staatsanwalts trotz allem verblüfft: Da saß er, angeblich ein Terrorist und Mörder, und der *procuratore* plauderte mit ihm wie mit einem alten Bekannten: «Es wird ein Polizist aus Ihrer schönen Stadt kommen und Sie abholen, *dottore*», sagte der *procuratore*. «Und zwar bald. Aber bis dahin haben wir noch ein wenig Zeit.»

«Zeit? Für was?» fragte Dr. Borg.

«Zum Reden, zu sonst nichts. Ich habe nur eine Frage an Sie.»

Der *procuratore* näherte sich ihm bis auf einige Zentimeter. Auch er roch nach Knoblauch, aber seine diversen Parfums, Pomaden und Rasierwasser übertönten das. Er bemerkte, wie Dr. Borg schnüffelte.

«Lammbraten», klärte er Dr. Borg auf, «gespickt mit Knoblauch: *abacchio* nennen wir das, ganz junges Lamm. Vorzüglich. – Aber ich schweife ab. Was ich Sie fragen wollte: Haben Sie, auf Ehre und Gewissen, die Taten begangen, die man Ihnen vorwirft?»

«Nein», konnte der junge Frauenarzt ohne Zögern antworten. Er sah dem Staatsanwalt lange offen in die Augen. Auch den schien zu befriedigen, was sich in den hellen blauen Augen des sympathischen Deutschen wie in einem klaren Wasser spiegelte.

«Gut!» sagte er und: «Gut! Sehr gut!» wiederholte er noch mal. «Schwören Sie», nun wurde der *procuratore* sehr ernst, «bei allem, was Ihnen heilig ist?»

«Bei der Ehre meiner Mutter!» antwortete Dr. Borg spontan und mit offenem Blick.

«Bei etwas Höherem kann niemand schwören – ah! *La mamma!* Was wäre dieses Land ohne sie! Ich frage Sie: Was wären wir Italiener ohne *la mamma?*» Der *procuratore* lächelte. «Nichts! *Nulla! Niente!* Meine *mamma* lebt in Sizilien. Jedes Wochenende begebe ich mich nach Catania, nehme den gefährlichen Flug auf mich, nur um *mamma* zu sehen! Bah, was wißt Ihr Nordländer über die *mamma!*» Der *procuratore* unterbrach sich: «Ich lasse Sie jetzt einen Moment allein. Da ist jemand, der Sie sprechen will. Sie haben eine halbe Stunde Zeit. Dann komme ich wieder. Hören Sie auf das, was Ihr Besuch zu sagen hat.»

Er ging, zu Dr. Borgs Verwunderung. Der junge Arzt saß einen Moment allein in der luxuriös eingerichteten Dienststube. Er sah sich um. Etwas zog wie ein Magnet seine Aufmerksamkeit auf sich: Auf einem Aktenschrank stand eine Schneekugel, länglich, mit einer Rose aus Plastik, Maria und der knienden Bernadette – genau dieselbe Schneekugel, die er bei Mutter Maria gesehen hatte. Bestanden da Verbindungen? Er schüttelte den Kopf.

«Rosebud!» flüsterte er erneut.

Was bedeuteten die Schneekugeln? Wer besucht Dr. Borg im Amtszimmer des Staatsanwalts? Was hat das zu bedeuten?

## 92

Dr. Borg wurde in seinen Gedanken gestört, als die Tür wieder aufging. Er hatte eher Luigi oder Anna erwartet – von deren grausamem Schicksal er noch nichts wußte; ihr Liebestod war ihm verborgen geblieben. Aber ein trat eine kleine Nonne, die ihn freundlich anlächelte.

«Sie sind Dr. Borg?»

Der junge, sympathische Frauenarzt nickte verwirrt und musterte seine Besucherin. Diese zeigte auf die Schneekugel und fragte: «Hat Maria Ihnen nichts davon erzählt?»

«Maria?» Noch verstand Dr. Borg gar nichts.

«Mutter Maria von den Heiligen Wassern», versuchte die Besucherin in der Tracht der Bräute Christi ihn auf den richtigen Weg zu bringen.

Dr. Borg, der ausgesprochen schnell von Begriff war, verstand nun sofort die Zusammenhänge.

«Sie hat mir von jemandem erzählt, der auch so eine Schneekugel besitzt. Das sind Sie?»

«Ja, das bin ich.»

Dr. Borg erinnerte sich daran, was Mutter Maria ihm noch aufgetragen hatte – vom heldenhaften Tod Salvatore Calamaris zu erzählen. Er setzte dazu an, die kleine Nonne unterbrach ihn jedoch, stellte sich als Schwester Maddalena vor und sagte, während ein Schatten über ihr ebenmäßiges, alterloses Gesicht flog: «Ich weiß alles. Ich habe nichts anderes von ihm erwartet. Er ist gestorben wie ich hoffte. Als guter Mensch. Er war nicht immer gut, aber die Anlagen waren da. Er hat sich bewährt.» Sie zeigte nach oben. «Man wird es ihm vergelten.»

Beide machten eine Pause, Schwester Maddalena, weil sie sich wieder fassen mußte, Dr. Borg, weil er nicht wußte, was er sagen sollte. Die Nonne hatte sich als erste wieder in der Hand.

«Hören Sie, wir haben nicht viel Zeit. Ich habe Ihnen verschiedenes zu sagen: Sie brauchen keine Angst zu haben.»

Dr. Borg lachte höhnisch und zeigte auf seine Fesseln.

Die Nonne lächelte und sagte mit milder Stimme: «Was hat das zu besagen: Haben nicht die drei Jünglinge im Feuerofen überlebt? Sind nicht die Fesseln von Petrus abgefallen?»

«Damals gab's noch kein Interpol ...» wand Dr. Borg sehr richtig ein.

Schwester Maddalena unterbrach ihn jedoch: «Aber anderes gab es damals. Hören Sie: Der *procuratore* hat diese Schneekugel. Verlassen Sie sich auf ihn. Wer diese Schneekugel hat, wird Ihnen helfen.»

«Was bedeutet das?» Dr. Borg war neugierig geworden.

«Ich darf Ihnen», wurde er in seine Schranken verwiesen, «nichts mehr dazu sagen. Man wird es Ihnen zur rechten Zeit erläutern.»

«Hat es mit meinem Vater zu tun?»

«Mag sein.» Wieder wich Schwester Maddalena aus.

Unruhig drängte es aus dem jungen Arzt heraus: «Sie wissen, wer mein Vater ist?»

«Sie werden auch das erfahren. Seien Sie guten Mutes, man kümmert sich um Sie.»

Sie blickte nach oben. Dr. Borg schaute sie verwundert an.

«Ich war Ihretwegen beim Heiligen Vater.»

Eine große Pause entstand, dann fuhr die kleine Nonne fort: «Er wußte alles über Sie. Er weiß überhaupt alles. Er ist auf Ihrer Seite.»

«Holt er mich hier raus?» war darauf jedoch seine einzige Frage.

«Er ist ein geistlicher Hirte, nicht weltlicher. Aber er wacht über Sie; wie andere auch. Seien Sie ohne Sorge.»

Sie reichte ihm die Hand. Verwirrt stand Dr. Borg auf.

«Ich muß gehen. Es wird alles gut werden, lieber junger Freund. Vertrauen Sie. Schneller als Sie denken, sind sie in Sicherheit...» Mit diesen Worten verließ ihn die kleine Nonne. Jetzt wußte Dr. Borg überhaupt nicht mehr, was gespielt wurde.

Ja, was wurde denn gespielt?

## 93

Dr. Borg war immer noch außerordentlich verwundert. Die Tür öffnete sich wieder. Der *procuratore* trat ein, lächelnd, sich die Hände reibend: «Gefährliche Terroristen wie Sie –» sagte er, wobei Dr. Borg sich nicht klar war, ob es sich dabei nicht um Ironie handelte. «Gefährliche Terroristen wie Sie haben wir gern so schnell wie möglich außer Landes. Sie verstehen – wir haben mit unseren eigenen genug zu tun. Sie werden», er lächelte wieder, «Rom verlassen, jetzt gleich.»

«Was geschieht mit mir?» Bevor jedoch Dr. Borg weitere Fragen, seine Zukunft betreffend, an den *procuratore* loszuwerden den Versuch machen konnte, erklärte dieser:

«Die Bischofsbrücker Polizei hat einen ihrer fähigsten Beamten hergeschickt, um Sie abzuholen.»

Der Staatsanwalt ging zur Tür, öffnete und rief hinaus: «Herein, mein Lieber!»

Kriminaloberrat Greifer betrat das Büro. Auch er nickte Dr. Borg freundlich zu.

«Sie haben mir eine Reise nach Rom verschafft. Besten Dank. Normalerweise ist man in Bischofsbrück zu seinen Beamten nicht so spendabel – aber wenn es um Terroristen geht ...»

Dr. Borg fuhr auf und beteuerte, kein Terrorist zu sein. Der deutsche Kriminalbeamte lächelte, auch als Dr. Borg seine Verfassungstreue, seine Liebe zur Demokratie im allgemeinen und zu diesem Staat im besonderen betonte. Blicke zwischen Kriminaloberrat Greifer und dem römischen Staatsanwalt wurden gewechselt.

«Schon gut, Dr. Borg. Das können Sie zu Hause den Gerichten erzählen. Jetzt müssen wir erst einmal ein paar Formalitäten erledigen.»

Der *procuratore* reichte ihm Hunderte von Formularen, die der Kriminaloberrat unterschrieb.

«Schlimmer noch als bei uns, der Papierkram», stöhnte der Kriminaloberrat.

«Was wollen Sie – wir haben viele Beamte, und die Druckereien wollen auch leben», sagte er lachend. Und als er Dr. Borgs fragendem und verwundertem Blick entnehmen mußte, daß diesen dieses weniger interessierte als die Antwort auf die Frage, wie es denn nun weitergehen werde, richtete der *procuratore* das Wort an Kriminaloberrat Greifer: «Ich habe Ihnen zwei Plätze im Nachtzug nach Bischofsbrück reservieren lassen, leider nicht im Schlafwagen.»

«Wir werden's überstehen», meinte Greifer gottergeben, der *procuratore* aber vernichtete die Hoffnung, daß dies die einzigen Probleme bleiben würden:

«Im Moment wird gerade einmal wieder gestreikt bei der Bahn, aber die internationalen Züge verkehren. Hoffe ich», setzte er in einer kleinen Kunstpause hinzu. Und zuckte die Achseln: «Das ist Italien.»

Der deutsche Kriminalpolizist verabschiedete sich von seinem italienischen Kollegen. Er legte Dr. Borg wieder Handschellen an. Der *procuratore* winkte dem jungen Frauenarzt freundlich nach. Dr. Borg und sein Polizei-Begleiter schwiegen, als sie von einem Polizeiwagen zum Bahnhof gebracht wurden. Es dauerte lange, nicht nur des vielen Verkehrs wegen, sondern auch weil der Polizeiwagen nur im dritten Gang fuhr.

«Macht nix!» sagte der Fahrer. «Auch Gangster-Wagen haben hier nur dritten Gang!»

Das waren die einzigen Worte, die auf der ganzen Fahrt fielen. Kriminaloberrat Greifer führte Dr. Borg durch den Trubel des römischen Hauptbahnhofs bis zu dem Abteil am Ende des Zugs, wo ihnen der Staatsanwalt die beiden Plätze hatte reservieren lassen. Sie setzten sich auf ihre Plätze. Greifer nahm Dr. Borg mit den Worten: «Das wäre etwas mühselig, denke ich», die Handschellen ab.

Dr. Borg antwortete nicht. Er hing seinen Gedanken nach, als der Zug sich mit großer Verspätung in Bewegung setzte.

Der Zug fuhr in die Nacht.

Führte er Dr. Borg zurück ins Bischofsbrücker Gefängnis? Oder sollte noch Rettung kommen? Wenn ja, von wem?

Dr. Borg bewegte die Handgelenke. Leichtes Kribbeln zeigte ihm an, daß die Blutzirkulation wieder funktionierte.

«Die italienischen sind etwas bequemer!» scherzte Kriminaloberrat Greifer. Dann versanken beide wieder in Schweigen. Die Landschaft huschte an ihnen vorbei, hier ein Licht und da ein Licht – Häuser, in denen Menschen wohnten, dachte Dr. Borg, Menschen mit ihren Sorgen und Nöten, einsam und verzweifelt, vielleicht hin und wieder auch ein wenig glücklich – aber wenigstens frei! Nicht gefangen, nicht unschuldig verdächtigt, nicht gehetzt und gejagt! Er seufzte.

Kriminaloberrat Greifer sah ihn mit einem merkwürdigen Gesichtsausdruck von der Seite her an, sagte aber nichts. – Nach einigen Stunden hielt der Zug plötzlich an. Auf freier Strecke. Der Kriminaloberrat stand auf, öffnete das Fenster und sah hinaus.

«Nichts», gab er an Dr. Borg weiter, was er sah. Er suchte die Dunkelheit mit seinen scharfen Augen zu durchdringen und fluchte: «Weiß der Teufel, warum wir hier halten. Kein Bahnhof, kein Signal, rein gar nichts!» Er sah einen Schatten am Bahndamm und rief dem zu: «He! Was soll das? Warum halten wir?»

Eine unwirsche Stimme antwortete aus der Dunkelheit: *«Sciopero!»*

«Was?» fragte Greifer, der italienischen Sprache nicht mächtig.

*«Sciopero!»*

Dr. Borg, der schon einige Male in Italien gewesen war und dieses Wort kannte, klärte auf: «Streik. *Sciopero* heißt Streik. Sie werden nicht weiterfahren.»

Greifer schüttelte entgeistert den Kopf. Der Schaffner eilte den Gang entlang. Greifer riß die Abteiltür auf und frug: «Was ist los?»

«Wir können nicht weiterfahren. Die Signalwärter streiken.»

«Wo sind wir denn überhaupt?»

«Schweizer Grenze!» gab der Schaffner Bescheid und enteilte, ehe Kriminaloberrat Greifer noch weitere Informationen von ihm bekommen konnte.

«Was war?» blickte Dr. Borg fragend.

Greifer schloß die Tür, sah auf die Uhr und antwortete: «Streik. Schweizer Grenze – mehr war nicht zu erfahren. Weiß der Teufel, was das soll. Ich schau mal nach!»

Greifer trat zur Abteiltür, öffnete sie und schritt auf den Gang hinaus.

«Bin gleich wieder da. Daß Sie mir sitzen bleiben!»

Und schon war er verschwunden. Dr. Borg zitterte vor Aufregung. Ihn, einen steckbrieflich gesuchten Verbrecher – war er auch unschuldig – ließ der begleitende Polizeibeamte im leeren Abteil zu nächtlicher Stunde allein? Er sprang auf und eilte auf den Gang. Er sah sich um. Niemand! Doch als er aus dem Wagen in die schwarze Nacht springen wollte, zögerte er. War das vielleicht eine Falle? «Auf der Flucht erschossen» – diese Schlagzeile entstand vor seinem geistigen Auge. Sollte er etwa sein junges Leben unter Polizeikugeln aushauchen? Er faßte einen schnellen Entschluß: «Komme, was da kommen wolle – es sei!», und sprang aus dem Zug. Im Schutz der Dunkelheit verschwand er in einem nahen Wäldchen. – Aus dem Fenster einer der vorderen Wagen schaute lächelnd Kriminaloberrat Greifer. – Weshalb ließ er Dr. Borg laufen? Was steckte hinter dieser unverzeihlichen Nachlässigkeit? Würde Dr. Borg entkommen können?

## 95

Es war stockdunkle Nacht. Dr. Borg, der sich mühsam keuchend hinter einen Ginsterbusch warf, konnte kaum die lange, schmale Hand vor Augen sehen: jene Hand, die ihn dazu gebracht hatte, Arzt zu werden. Chirurgenhände, hatte es immer geheißen. Aber in jenem Metier fand er sich nicht zurecht – so warf er sich auf ein anderes Gebiet: Gynäkologie, wo ihm schnell berufliche Befriedigung ward, bis – ja, bis das Schicksal in Gestalt jenes anonymen Anrufs ihn in das besetzte Haus rief, von dem aus alles seinen Anfang nahm. In der Ferne glitzerten die Lichter des Zugs.

Weiter! Weiter! Bohrte es in Dr. Borgs Hirn – nur weg, ehe man sein Verschwinden bemerkte. Keuchend eilte er weiter. Weder die Blätter im Wald noch auf sonniger Wiese das zarte Gras, noch im strömenden Fluß das Wasser wußte er zu sehen. Auch verdrängte er Bilder aus der behüteten Kindheit, wo der Wald ihm Freund war. Blaue Blumen suchend, weilte er oft darin. Heute war der Wald ihm Feind, wie Peitschenhiebe schlugen schmale Äste gegen sein zartes Gesicht, immer wieder verfingen seine feinen blonden Haare sich im Gestrüpp. Er aber hastete weiter!

Weiter! Weiter! keuchte es in ihm.

Bergab, bergauf, stets in die Richtung, in der er die Schweiz vermutete. Als es langsam dämmerte, war er am Ende. Sein Herz klopfte zum Zerspringen, der Puls raste, farbige Kreise drehten sich vor seinen Augen, seine Kehle war wie ausgedörrt. Am Rande eines klaren Bergbächleins warf er sich zu Boden, gierig schlürfte er ein paar Tropfen des eiskalten, köstlichen Nasses.

Ach, daß es solch einen Trunk nicht mehr in unseren Städten gibt! fuhr es ihm durch den Kopf, dann brach er ohnmächtig zusammen. – Als er wieder aufwachte, lag er in einem Bett, in einem wirklichen, sauberen Bett. Rot-weiß kariert das Tuch und das daunenweiche Kopfkissen – Dr. Borg konnte es nicht glauben. Er sah sich um: Das Bett stand in einer ärmlich eingerichteten, aber reinlichen Hütte, deren sonstiges Mobiliar noch ein grob zugehauener, aber blitzblanker Tisch und zwei ebenso rohe Stühle bildeten. An der Wand hingen diverse Teller, die Fenster waren mit Blumen verziert und mit rot-weißen Vorhängen; glitzernde silberne Milchkannen standen in einer Ecke. Von draußen hörte man frohes Muhen, in der Ferne ein Alphorn. Lustig flatterte vor dem Fenster die Schweizer Fahne im Wind.

«Ich bin in der Schweiz!» seufzte Dr. Borg ins Kissen, glaubte er sich doch noch immer verfolgt.

«Ja, Sie sind wirklich in der Schweiz!» brummte eine tiefe Stimme aus der anderen Ecke.

Dr. Borg sah sich um. Ein bärtiger Gesell in Lederhosen saß vergnügt auf einem Melkschemel und molk eine Ziege, er trug ein wollenes Wams und eine knorrige Pfeife im Mund.

«Wer sind Sie?» frug Dr. Borg mit ersterbender Stimme. Schließlich, so schoß es ihm durch den Kopf: In der Schweiz zu sein mußte nicht Sicherheit bedeuten!

Der Senn antwortete ihm aber mit ruhiger, gerader Stimme: «Ich bin der Alm-Ötti! Und das ist das Heidi!» zeigte er auf die Ziege.

Dr. Borg hatte Mühe, den Schweizer Dialekt zu verstehen. «Wie komme ich hierher?»

«Ich hab Sie gefunden und mitgenommen. Ich hab Ihnen heiße Milch eingeflößt, unsere gute Alpenmilch. Dann sind Sie eingeschlafen. Möchten Sie etwas Schokolade? Sie ist gut, es ist deutsche, aber nach Original Schweizer Rezept!»

Dr. Borg schüttelte den Kopf und ward ganz ruhig. «Ich möchte noch etwas schlafen!» flüsterte er. Der Senn nickte zustimmend.

«Tun Sie das! Ich hoffe nur, daß ich Sie jetzt nicht wecke, ich muß nämlich Alphorn blasen!»

Er wies auf die Kuckucksuhr, die an der Wand hing. «Es ist präzise halb drei Uhr, und da bin ich dran – für die Touristen im Tal – ein Gruß von den Höhen, Fremdenverkehr, Sie verstehen?»

Der Alm-Ötti stapfte hinaus, hinter ihm die Ziege.

«Komm, Heidi, Alphorn blasen!»

Fröhlich meckernd folgte ihm das Tier. Dr. Borg schlief wieder ein, und die Töne des Alphorns vermischten sich mit der Stimme der schönen, fremden Frau aus der Bischofsbrücker Disco, die er nur einmal gesehen hatte.

War Dr. Borg in Sicherheit? Würde er die fremde Frau jemals wiedersehen?

## 96

Währenddessen ereignete sich in Bischofsbrück etwas, das noch seine Auswirkungen auf den jungen Arzt haben sollte. Seit einiger Zeit schon war die alte Villa etwas außerhalb der Stadt zum Verkauf gestanden, angemodert, leicht vergammelt, in einem schönen, aber verwilderten Park gelegen. Der Preis, den die Besitzer verlangt hatten, war so hoch, daß alle Kaufinteressenten sofort zurückschreckten. Doch eines Tages war das Schild «Zu verkaufen» verschwunden. Am nächsten Tag kamen Maurer und Klempner und Elektriker und Maler und Tapezierer, es kamen Gärtner und Möbelfirmen, und es dauerte nicht lange, so strahlte die Villa in neuem Glanz. Jedoch die Bischofsbrücker staunten nicht schlecht, als man begann, hohe Drahtzäune um das Anwesen zu ziehen – und eines Tages war es heraus. Radio Bischofsbrück-Redakteur Hubert Hantel wußte es als erster – und er erzählte es beim Kaffeetrinken sofort weiter.

«Wißt ihr schon, daß die Schlummer-Villa verkauft worden ist?»

«Klar», meinte Wunnenstein, allzeit wach.

«Und wißt ihr auch», Hantels Stimme wurde zu einem geheimnisvollen Flüstern, «an wen?»

«Nee.»

Der eher wortkarge Wolf Wunnenstein schien sich auch nicht übermäßig zu interessieren, aber dennoch plapperte Redakteur Hantel munter weiter: «Es soll 'ne Klapsmühle draus werden.»

Jumbo Fant, für die Psyche zuständig im Rahmen der internen Themenverteilung, stellte, nachdem er aufmerksam zugehört hatte, das Rotweinglas beiseite und die Frage: «Eine Nervenheilanstalt?»

«Sag ich ja. So 'n Arzt hat das Ganze gekauft, ein Doktor Frankenstein.»

Wolf Wunnenstein glaubte an ein Witzle Hantels und kicherte pflichtgemäß.

«Der Kerl», und dabei schaute Hubert Hantel verschwörerisch im ganzen Kreis herum, «heißt wirklich so, er soll ganz bekannt sein.»

«Den kenne ich, das heißt, hab schon mal was von ihm gehört.»

Jumbo Fants Rede würde länger dauern, er füllte sein Rotweinglas aufs neue.

«Er hat irgendwo am Bodensee mal eine Klinik gehabt, sagenhafte Heilerfolge gehabt, neue Methoden und so, aber das Ganze war reichlich mysteriös. Er ist dann auch plötzlich verschwunden, als man ihm unseriöse Machenschaften nachweisen wollte. Wundert mich, daß er jetzt wieder auftaucht.»

Hubert Hantel wußte dazu auch was zu sagen:

«Ich habe läuten hören, er wolle da wieder neue Methoden ausprobieren. Wäre das nicht mal was für uns? Für ein Frühstücksgespräch?»

«Solange Hottah Hegel in Bombay rumnölt, gibt's keine Frühstücksgespräche.»

Während Wolf Wunnenstein ganz ohne Honorar und Rotlicht diesen langen Satz sagte, überlegte Jumbo Fant und sprach: «Ich finde das nicht uninteressant – vielleicht könnten wir ihn mal für ein Interview einladen und ihm mal ein bißchen auf den Zahn fühlen ...»

Fant schien so seine Hintergedanken zu haben. Jedenfalls: Ein paar Tage später stieg in den Aufzug der Rundfunkanstalt, der den Radio BB-Chef Dr. Fehler in seine Redaktionsräume bringen sollte, ein eleganter Herr mittleren Alters mit eisgrauem Haar, einem gestutzten, gepflegten Bart, in dunklem Anzug und mit einem Regenschirm bewaffnet. Der Fremde musterte Dr. Fehler während der Aufzugfahrt gründlich von oben bis unten. Dr. Fehler wurde nervös, ein leichtes Zucken seiner Augenmuskulatur stellte sich ein.

«Sie haben neurotische Störungen, mein Lieber», sprach der Fremde ihn daraufhin an. «Haben Sie sich schon mal überlegt, einen Psychiater zuzuziehen?»

Er lächelte verbindlich und reichte Dr. Fehler aus seiner Tasche eine Visitenkarte aus feinstem Bütten, auf der in Goldschrift zu lesen stand: Viktor Frankenstein. Nichts weiter.

«Ich gedenke, eine Privatklinik zu eröffnen. Auch für leichtere Fälle. Vielleicht besuchen Sie mich mal, ehe es zu spät ist.»

Dr. Fehler war so verwirrt, daß er vergaß, aus dem Aufzug auszusteigen. Der Fremde betrat die Redaktionsräume von Radio BB. Dr. Fehler fuhr wieder mit dem Aufzug nach unten.

Umgibt Viktor Frankenstein ein Geheimnis? Wenn ja – welches? Wenn nein – warum nicht?

## 97

«Männer!»

Mit diesem verächtlichen Ausruf hatte Gräfin Retzlow, tief im Innersten verwundet, darauf reagiert, daß der junge Mann, der sie in der Disco bezaubert hatte, von ihrer Seite gerissen wurde. Sie konnte ja nicht wissen, daß Anna Tortelloni Dr. Borg damit hatte retten wollen. Für sie war die Sache klar: «Männer!»

Damit war alles gesagt. Emma Donner, leitendes Mitglied

einer Bischofsbrücker Frauengruppe, nahm die Gräfin unter ihre Fittiche.

Die Frauengruppe hatte einen Plan, den Emma Donner bei einem Glas Hagebuttentee erläuterte: «Wir haben zwar nicht allzuviel Geld, Schwester, aber es wird reichen – und wir haben eine Frau, die die Kamera zu bedienen weiß!»

«Ihr wollt einen Film drehen?»

Gräfin Retzlow war darob sehr erstaunt, auch darüber, daß eine Frau Kameramann sein sollte.

«Und was für einen! Einen Spielfilm, mit einer richtigen Handlung, jawohl! Um unsere Probleme, wir wollen nicht länger Objekt sein, sondern selber handeln.»

«Aber gibt's das nicht schon?»

Emma Donner, enthusiasmiert, wischte diesen Einwand mit der linken Hand weg. «Nicht oft genug! Stell dir vor, ein Film von Frauen für Frauen! Es sind nicht alle frei, die ihrer Ketten spotten. Dieser Film soll uns helfen . . .»

«Ich weiß nicht . . .» unterbrach Gräfin Retzlow, die sich nun doch sehr unsicher war – auf der einen Seite wollte sie sich von der Begeisterung der Frauen anstecken lassen, aber dagegen wehrte sich ihr ökonomischer Verstand: Konnte so etwas gutgehen?

«Was für ein Thema?» hub sie verzagt an. Ehe Emma Donner antworten konnte, mischte sich Susi ein, ein anderes Mitglied der Gruppe, unzertrennlich mit ihrer Freundin Marlieschen – beide spielten eine wichtige Rolle im Filmprojekt: Susi schrieb die Drehbücher, Marlieschen die Musik.

«Ich finde die Idee voll fetzig! Ehrlich – und der Film muß über Musik gehen, klar –»

«Hardrock, Heavy Metal oder New Wave», kreischte Marlieschen dazwischen, Susi ließ sich jedoch nicht aus der Ruhe und aus dem Konzept bringen:

«Über zwei Rockbands, die sich um die Schlagzeugerin streiten, die beste Schlagzeugerin der Republik . . .»

«‹Women's War› soll der Film heißen . . . so 'ne Art Musical, klar?» – Marlieschen war nicht mehr zu bremsen, Susi war aber auch noch dabei:

«Das will frau sehen, wie solche Bands ihren Drummer rauswerfen, ohne Bläser auftreten, und sich halt 'ne Schlagzeugerin holen! Wow!»

«Aber ist das nicht wurscht, ein Schlagzeuger oder eine Schlagzeugerin?» frug Diana Gräfin Retzlow leise dazwischen. Sie konnte mit solcherlei ohnehin nicht viel anfangen, war diese Musik für sie doch fast ausschließlich mit Geräusch verbunden. Die drei anderen Frauen lachten.

«Also ich hör sofort», Marlieschen hatte – dies sagen zu können und auch um zu zeigen, daß dies ihr großer Ernst sei – aufgehört zu lachen, «ob das ein Typ ist oder 'ne Schwester!»

Gräfin Retzlow wollte es nicht glauben, tat dies auch kund und handelte sich damit den Widerspruch sowohl Marlieschens als auch den von Susi ein: «Ist aber so. Die Schwestern haben ein ganz anderes Feeling, echt.»

«Das liegt daran, daß die Jungs keinen Zugang zum Instrument haben – Penetrationsfetischisten, da läuft nichts!»

Emma Donner machte dem ein Ende und wandte sich an Gräfin Retzlow: «Also, Schwester – von Frau zu Frau – willst du mitmachen?»

Gräfin Retzlow überlegte. Sollte sie sich der Frauengruppe anschließen, ehrliche Arbeit leisten mit den anderen Frauen zusammen?

Wie würde sie sich entscheiden?

## 98

Alle starrten Gräfin Retzlow an, alle atmeten erleichtert auf, als sie den schlanken Hals bog, das zarte, wohlgeformte Kinn senkte und flüsterte: «Ja.»

Emma Donner lehnte sich zurück und trank ihren Hagebuttentee aus. Susi lachte, Marlieschen hieb ihr auf die Schultern und meinte begeistert:

«Klasse, Schwester, ehrlich – das macht dich wieder high, da wirst du dein Down überwinden!»

«So 'ne richtige Filmarbeit, dagegen ist 'ne Analyse kalter Salbeitee, ehrlich!» unterstützte Susi. «Da geht die letzte Verhärtung weg!»

Die Gräfin aber blieb skeptisch, trotz ihrer Zustimmung. Zaghaft, mutlos fast, versuchte sie eine letzte Ausflucht: «Ich hab so was noch nie gemacht – ob ich das kann?»

«Hauptsache, du weißt, wie rum man die Kamera hält», spendete Susi Trost, «dann hast du auch 'ne Zukunft!»

«Hauptsache die Kommunikation stimmt, dann laufen auch deine Projektionen, ehrlich. Dann hast du den Durchblick!»

Marlieschen gab damit Wesentliches aus ihren in gruppendynamischen Selbsterfahrungsgruppen erworbenen Erfahrungen an Gräfin Retzlow weiter. Darauf standen Susi und Marlieschen auf und schoben die leeren Teetassen weg.

«Wir gehn noch 'ne Runde flippern, in die Frauenkneipe.» Und an Gräfin Retzlow gerichtet, fragte Susi: «Kommst du mit, Schwester?»

Diana Gräfin Retzlow zögerte und schüttelte dann den Kopf. Susi wollte etwas sagen, aber Emma Donner machte eine Kopfbewegung in Richtung auf die Gräfin. Die beiden verstanden. Susi packte ihre *Gitanes maïs* ein, hustete kurz und verschwand mit Marlieschen. Emma Donner blieb stumm neben Gräfin Retzlow sitzen. Nach einer langen Pause sagte sie leise: «Du hast Probleme, Schwester, oder?»

Tränen traten in die hellen Augen der jungen Gräfin. Ihre weiße Hand fuhr an die Augen, sie versuchte, das salzige Naß wegzuwischen, das dem Spiegel ihrer Seele entquoll.

«Schwierigkeiten mit den *connections*?» Emma Donner wußte, daß sie damit den Nagel auf den Kopf getroffen haben würde.

«Ja!» flüsterte die Gräfin denn auch bestätigend – flüstern tat sie eh oft –, in den feinen Internaten, die sie besucht hatte, in Lausanne vor allem, damals, als ihre Eltern sich das noch leisten konnten, ehe sie ihr letztes Geld, das sie vor dem Zugriff des polnischen Staates aus den Sümpfen Wolhyniens gerettet hatten, für die Erziehung ihrer Tochter ausgegeben hatten, – die junge Gräfin erinnerte sich gern an die Erzählungen ihres Vaters, wie er auf seinem Pferd über die endlosen Felder geritten war, hier und da einen polnischen Arbeiter mit der Peitsche, nur kurz, mit wenigen Bewegungen, zum Arbeiten antreibend – ja, pflegte er zu sagen, damals konnte unsereins noch menschenwürdig leben, aber heute ... jedenfalls: In diesen Schweizer Internaten hatte man ihr beigebracht, daß eine Dame stets zwei Dinge tun mußte: flüstern und schreiten. Der Pöbel sprach und ging oder schrie gar und rannte, «saute», wie man im Heimatdialekt Bischofbrücks sagte. Gräfin Retzlow dagegen flüsterte – das war alles, was ihr geblieben war.

«Hat das was mit dem Typ aus der Disco zu tun?» forschte Emma Donner. «Dem mit dem verwirrten Softy-Blick.»

Wieder nickte die junge Gräfin.

«Was Ernstes?» Emma Donner fragte dies sehr besorgt.

Ja, wenn Diana das selber gewußt hätte! War es ernster, ein Gefühl der Liebe, das sich in ihr von solchen Emotionen kaum berührtes Herz geschlichen hatte – die Ehe mit dem vierzig Jahre älteren Grafen Retzlow war eine Vernunftehe gewesen, der Versuch, aus der Malaise verarmten östlichen Adels herauszukommen – war es also Liebe, nennen wir das Gefühl, das beseligende, die Himmelsmacht, mit Namen, oder war es nur eine verworrene Zuneigung, ein Traumbild, für einen Moment da und dann verschwunden, unwiederbringlich? Diana wußte es nicht. Und doch, alles drängte heraus aus ihr: «Es ist Liebe!» sagte, nein, stöhnte sie, ehe sie es kontrollieren konnte. «Ja, es ist Liebe!» wiederholte sie.

Emma Donner meinte darauf lächelnd: «Was solche Typen doch für ein Glück haben!» und leiser setzte sie hinzu: «Und was machen wir jetzt?»

Ja – was war da zu tun?

Wußten die Frauen Rat?

## 99

Währenddessen fand der junge Frauenarzt in den Schweizer Bergen wieder zu sich selbst: Die gute Landluft, verbunden mit den einfachen Genüssen, die der Alm-Ötti ihm verschaffte – kräftigende Milch, gute Schokolade, fetter Schweizerkäse, knorriges Brot –, machten aus dem abgezehrten Dr. Borg wieder einen kraftstrotzenden Menschen. Die blassen Gelehrtenwangen wurden wieder rot, der Blick freier, ja, er sah fast schon so unbefangen in die Alpenluft wie ein Schweizer. Auch den Alm-Ötti verstand er immer besser.

«Heute bin ich dran!» sagte der eines Tages zu ihm, als sie gemeinsam nach einem kräftigen Frühstück nebeneinander vor der sauberen Hütte saßen. Es war ein klarer Sommertag, Vögel zwitscherten, Bienen summten, keine Wolke war am Himmel zu sehen. Ein Steinadler zog seine Kreise, in der Ferne quietschten die Murmeltiere, und die Geiß Heidi meckerte vergnügt.

«Dran mit was?» frug Dr. Borg.

«Mit Blasen!» antwortete der Alm-Ötti. Dr. Borg nickte versonnen – jeden Tag mußte ein anderer Senn um die frühe Mittagszeit ins Alphorn stoßen.

«Das Heidi kommt mit!» meinte der Alm-Ötti und stand auf. «Ich bin in zwei Stunden wieder da!» schulterte sein Alphorn und ging von dannen. Dr. Borg blickte ihm versonnen nach und atmete tief ein.

Die Schweiz – das Paradies aller friedliebenden und reichen Menschen! Das Land, wo Milch und goldene Uhren flossen – kein Volk von Hotelportiers, wie immer behauptet wird, sondern eines von glücklichen Menschen! Dr. Borg schloß die Augen und summte das kleine Lied ‹*Mein Vater war ein Appenzeller*› vor sich hin, das er gestern im Schwyzer Rundspruch gehört hatte.

Das Alphorn des Alm-Ötti erklang. Minuten vergingen. Dr. Borg saß summend mit geschlossenen Augen vor der Hütte, heiter flatterte die Schweizer Landesfahne im leichten Wind – und er war glücklich. Plötzlich tat es in seinem Herzen einen Stich: vor seinem inneren Auge erstand das Bild der schönen, fremden Frau aus der Disco. Verwirrt öffnete er die Augen – das Bild war immer noch da! Er blinzelte, hielt die Hand vor die Augen, um sie vor den gefährlichen Höhensonnenstrahlen zu schützen – das Bild war immer noch da! Sie – ja, sie stand wirklich vor ihm!

Auch Diana Gräfin Retzlow erstarrte. Das hätte sie nicht erwartet – ihn hier auf den Almen zu finden. Sie flüsterte verwirrt: «Bist du – sind Sie – es wirklich?»

Ihre Hand strich nervös den indischen Wickelrock glatt, den sie trug. Sie wußte nicht, was mit ihren Füßen in den schlichten, kleidsamen Sandalen tun – ihre praktische, weite Bluse schien sie plötzlich zu beengen, sie fuhr mit der Hand durch das blasse, ungeschminkte Gesicht.

«Bist du es wirklich?» frug auch der junge Frauenarzt. In seinem Kopf klang es wie von tausend verzauberten Geigen.

Ja – wie kam Gräfin Retzlow in die Schweiz? Und: Würde das junge Paar jetzt endlich zusammenfinden?

## 100

Bischofsbrück befand sich in unerhörtem Taumel – die kleine, eher verträumte Stadt kam aus den Aufregungen nicht mehr heraus. Erst war der gefährliche Terrorist Julius Borg entkommen – was für Kriminaloberrat Greifer sehr unangenehme Folgen hatte – und nun eröffnete ein weltberühmter Psychotherapeut eine Klinik für geistige Krankheiten, in der neue, das gesamte Wirtschaftsgefüge umstürzende Methoden angewendet werden sollten. Kein Wunder, daß die Bischofsbrücker Stadthalle bis auf den letzten Platz gefüllt war, als Radio BB dort das Symposion «Neue Wege der Psychiatrie – Chance oder Scharlatanerie?» veranstaltete. Star dieses Rundfunkgesprächs war vor allem Dr. Victor Frankenstein, der weitgereiste, nun in Bischofsbrück beheimatete Psychotherapeut, der über seine neuen Methoden bereitwilligst Auskunft gab. Die Diskussion leitete Radio BB-Chef Dr. Fehler.

«Meine Herren», begann er, «meine Herren, ich denke, wir können heute ein paar Eckwerte erarbeiten, ein paar Pfähle einrammen, vielleicht auch das eine oder andere Mißverständnis einkreisen, das in den letzten vierzehn Tagen etwas Unruhe hier bereitet hat ...»

Weiter kam er nicht, denn Dr. Frankenstein unterbrach ihn sofort ...

«Ich erwarte natürlich von Ihnen als Diskussionsleiter absolute Neutralität, Sie wissen, wie sehr ich mit Schmutz beworfen wurde von meinen Kollegen ...»

«Selbstverständlich», Dr. Fehler kannte schließlich seine Pflichten, «dafür bin ich ja da, daß wir das auch ausräumen, ich bin sehr dankbar dafür, daß Sie das gleich angesprochen haben ...»

Dr. Frankenstein lächelte – sein glattes, nicht unsympathisches Gesicht verzog sich dabei für einen kurzen Moment zu einer höhnischen, fast teuflischen Fratze.

Dr. Fehler starrte ihn an, beide dachten dasselbe: Merkwürdiger Geselle!

Die Diskussion begann, erregt, leidenschaftlich, oft auch unsachlich, Dr. Fehler hatte Mühe, die Kontrahenten im Zaum zu halten, oft wurde er selber, wurde seine Art der Leitung des Gesprächs zur Zielscheibe heftiger Angriffe, gegen die er sich wehren mußte: «... meine Formel, zu der ich heute noch stehe: So geht es nicht, meine Herren!»

Es gelang ihm, durch großen Wortreichtum die Ruhe wiederherzustellen und gegen Ende der Diskussion, als Dr. Frankenstein seine Methode schilderte – laienhaft gesagt beruhte sie auf der italienischen und belgischen Versuchen ähnelnden absoluten Freiheit der Bewohner und Insassen seiner Klinik –, am Ende der Diskussion wurde Dr. Fehler immer schweigsamer. Er ging immer mehr in sich.

Nach Beendigung der Veranstaltung traf er an der Garderobe

an der Garderobe Radio BB-Redakteur Hubert Hantel, der sich gerade seinen Mantel anzog. Dr. Fehler achtete gar nicht auf dessen Begrüßungsworte, sondern sagte nur zu ihm: «Mit diesem Frankenstein stimmt irgend etwas nicht – das sagt mir meine Lebenserfahrung. Da müssen wir dranbleiben!»

Und er ging. Hubert Hantel blickte ihm verwundert nach. – Was war Dr. Fehler an Victor Frankenstein aufgefallen? Und was hatte das alles mit Dr. Borg zu tun?

## 101

Das Schicksal der Menschen geht manchmal seinen eigenen Gang, und wer es beeinflussen will, beschleunigt es manchmal nur. Emma Donner und ihrer Gruppe war eines klar: Der jungen Gräfin Retzlow mußte geholfen werden.

«Da sieht man mal wieder, was die Kerle für ein Unglück anrichten!» meinte die kecke Susi, und Marlieschen setzte hinzu: «Kaum haste Bock auf einen, schon gibt's Zores!»

Für Emma Donner war die Angelegenheit entschieden.

«Klar, daß wir Diana helfen müssen. Sie muß weg von hier, möglichst weit. Sie hat mir mal erzählt, daß sie auf einem Internat in Lausanne war – dort hat sie besonderes Zutrauen zu einer Religionslehrerin gefaßt – vielleicht, wenn wir sie dort wieder hinschicken?»

Gesagt, getan. Aber Emma Donner wollte das Ganze etwas geschickter angehen – schließlich sollte auch eine gewisse Ausbeute für den geplanten Film herausspringen.

‹*Women's War*›, so der Titel des Streifens, der vom Kampf zweier weiblicher Popgruppen um eine Schlagzeugerin handeln sollte, die ein reicher, verderbter Schlagerproduzent entführt hatte, ‹*Women's War*› also sollte zum Teil auch in der Schweiz spielen, und deshalb schlug Emma Donner der jungen Gräfin vor: «Tu dich mal um, wir brauchen ein paar Almen oder so was, vielleicht findste 'nen piekfeinen Drehort mit so 'nem Almjägertyp oder wie die Kerle heißen ...»

Und sie riet ihr gleichzeitig: «Laß dich mal wieder bei deiner alten Religionslehrerin sehen!»

Gesagt, getan. Gräfin Retzlow, der vom Verkauf ihres Gutes an Künstler Klötzer noch einiges an Barschaft übriggeblieben war, fuhr in die Schweiz nach Lausanne. Aber im vornehmen Internat hatte sie Pech.

Die Concierge beschied sie: «Mutter Maria? Die ist schon lange nicht mehr bei uns!»

Und, mit einem abfälligen Blick auf die Kleidung der bildschönen Gräfin, die nur noch den Gesichtspunkten der Praktikabilität und Gesundheit angepaßt war, meinte sie leicht höhnisch: «Sie wollen also wirklich Schülerin dieses Hauses gewesen sein?»

Die Gräfin überhörte in ihrer Unschuld und Naivität den bösartigen Ton und erwiderte mit ihrer reinen Stimme, der alle Täuschung abhold war: «Sechs Jahre lang. Aber sagen Sie, gute Frau: Mutter Maria, lebt sie noch?»

«Ja», erwiderte die Concierge mit bösem Blick auf die den Rock zusammenhaltenden Sicherheitsnadeln.

«Kann ich sie finden? Lebt sie hier?»

Die Concierge meinte zwar zögernd: «Ich weiß nicht, ob ich befugt bin ...», konnte aber den bittenden Augen der Gräfin nicht widerstehen. «Mutter Maria ist von hier aus nach Lourdes gegangen, heiliges Wasser ausschenken. Ob sie noch dort ist, entzieht sich meiner Kenntnis.»

«Dank, Dank!» flüsterte die Gräfin, verabschiedete sich freundlich – sie hatte es immer als wichtig und angemessen empfunden, auch zu Menschen des unteren, dienenden Standes liebenswürdig zu sein, hatte die Ansicht ihres Vaters, Dienstpersonal zähme man am besten mit der Peitsche, nie teilen können. Deshalb hatte sie ja auch eben die wichtige Auskunft erhalten – man sieht auch an diesem Beispiel wieder, wie weit man mit guten Manieren kommt, selbst das eiserne Herz einer Lausanner

Lausanner Concierge vermag man damit anzurühren. Die junge Gräfin beschloß, nach Lourdes weiterzureisen, sich aber vorher noch einige Almen anzusehen. Und so kam es, daß sie plötzlich vor dem überraschten und beglückten Dr. Borg stand.

Würde das Paar jetzt endlich zusammenbleiben können – obwohl sie einander noch nicht vorgestellt worden waren?

## 102

Dr. Borg war völlig verwirrt.

Er starrte Diana Gräfin von Retzlow an, wollte etwas fragen, verstummte aber. Ihr ging es genauso, bis sie einen Satz herausbrachte:

«Wir – wir – wir sind, glaube ich, einander nicht vorgestellt.»

Dr. Borg, der leicht errötete, errötete heftig und stammelte: «Ich heiße Borg, äh, Dr. Borg, Julius mit Vornamen. Ich – äh – bin – äh – war – äh – Frauenarzt.»

Nun war es an der jungen Gräfin zu erröten, während sie flüsterte: «Ich heiße Diana», und erneut verstummte.

«Und weiter?» Dr. Borg hing an den Lippen der jungen Gräfin, als diese antwortete:

«Das ist lange vorbei. – Einst nannte ich einen prachtvollen Herrensitz mein eigen, das heißt, meinem Mann gehörte das alles.»

«Sie sind», Dr. Borg wollt fast nicht fragen, fürchtete er doch eine ihn schmerzende Antwort, die zu ertragen er sich nach alldem nicht mehr in der Lage fühlte, «Sie sind verheiratet?» brach es dann heiser doch noch heraus.

Eine dunkle Wolke zog über das Gesicht der jungen Frau.

«Ich – war verheiratet. Mein Mann ist tot. Er – er hat alles verspielt, das Gut, unser Vermögen – nun gehört mir nichts mehr. In Bischofsbrück kann ich mich nicht mehr sehen lassen.»

Dr. Borg durchfuhr der Blitz des Erkennens. «Sie sind Gräfin Retzlow!»

«Ich war Gräfin von Retzlow.»

«Man erzählte Wunderdinge über Ihre Schönheit – ich – ich gestehe», Dr. Borg geriet ins Stottern, «diese Erzählungen werden von der Wirklichkeit bei weitem übertroffen.»

Beide wurden wieder über und über rot, als Dr. Borg verlegen und ungeschickt dieses Kompliment machte. «Und was wollen Sie hier?»

Auf diese auch nicht eben gerade geschickte Frage wußte die junge Gräfin lediglich zu antworten: «Ich – ich suche etwas.»

Plötzlich kam ihr das ganze Filmunternehmen so albern und lächerlich vor, daß sie nicht darüber sprechen wollte und antwortete auf seine Frage mit der Frage: «Und Sie?»

«Ich werde gesucht», antwortete er schlicht, glaubte er doch Grund zur Hoffnung haben zu dürfen, der jungen Gräfin nicht gleichgültig zu sein, so daß diese Verständnis für seine Lage würde aufbringen können. Sie enttäuschte ihn nicht.

«Von wem?» fragte sie einfach. In ihren Augen vermochte er zu lesen, daß sie keine Schuld an ihm glaubte.

«Das ist eine lange Geschichte», seufzte Dr. Borg.

«Erzählen Sie!» forderte die junge Gräfin Retzlow ihn mit warmer, mitfühlender Stimme auf.

Die beiden setzten sich nebeneinander auf die einfache Holzbank vor der schmucken Hütte. Dr. Borg schenkte frische Alpenmilch ein, durstig tranken sie, er schenkte nach und wieder nach. Die Milch belebte seinen Redefluß, und so erzählte er ihr seine Geschichte – wir alle wissen, daß es eine lange Geschichte ist, die wir getrost überspringen können, denn wir kennen sie und einen Teil ihrer Hintergründe besser als unser Held.

Darüber wurde es Abend, und die beiden saßen immer noch im vertrauen Gespräch beieinander, als der Alm-Ötti von seiner Tour zurückkam, das Alphorn über der Schulter und die vergnügt meckernde Geiß Heidi im Schlepptau.

«Ja, wer ist denn das?» frug der Alm-Ötti.

Dr. Borg stellte seine Begleiterin vor. Verlegen wollte die junge Gräfin sofort die Hütte verlassen. Der Alm-Ötti zog seine Uhr und schüttelte den Kopf.

«Heut können Sie nicht mehr ins Tal, es ist zu spät, sehen Sie?»

Mit diesen Worten reichte er ihr seine goldene Uhr hinüber und stellte verschmitzt fest: «Die Zeit stimmt. Es ist eine Schweizer Qualitätsuhr. Sie müssen hierbleiben.»

«Aber haben Sie überhaupt genügend Platz?» wandte Gräfin Retzlow ein.

Der Alm-Ötti erwiderte unter verständnisvollem Lachen: «Ich schlaf bei meinem Heidi im Stall, und ihr jungen Leute könnt die Stube haben.»

Erneut erröteten sowohl die junge Gräfin Retzlow als auch Dr. Borg.

«Aber wäre das nicht unschicklich?» fühlte sich Dr. Borg bemüßigt zu fragen. Wieder lachte der Alm-Ötti dröhnend.

«Sicher nicht! Schließlich kann nichts passieren – auf der Alm gibt's ja keine Sünd!»

Wirklich?

## 103

Gewaltig ging die Sonne über den Bergen auf. Ihre ersten Strahlen schmuggelten sich vorsichtig durch das blitzblanke Fenster in die Hütte des Alm-Ötti. Gräfin Retzlow wischte sich den Sonnenstrahl mit einer Handbewegung aus dem Gesicht und erwachte dabei. Verschlafen blickte sie sich um – vor der Tür, in einen warmen Schafspelz gehüllt, schlief Dr. Borg. Lächelnd betrachtete sie sein jungenhaftes Gesicht und flüsterte zärtlich: «Guten Morgen!»

Dr. Borg gähnte und reckte sich.

«Schon?» knurrte er.

Die Gräfin lachte. «Daß Männer morgens immer so unausstehlich sind ...»

Dazu wollte sie noch einiges sagen, wurde jedoch unterbrochen.

Es klopfte an der schweren Bohlentür.

«Herein!» rief die Gräfin. Der Alm-Ötti stapfte herein. Munter meckerte im Hintergrund die Ziege.

«Habt ihr gut geschlafen? Das Heidi und ich hatten es jedenfalls sehr bequem im Stall! – Da, das Frühstück!»

Der Alm-Ötti stellte zwei große Becher voll frischer Milch, ein kräftiges Bauernbrot und viel Käse auf den blitzsauberen Tisch und verkündete: «Die Sonne ist aufgegangen, ich muß an meine Arbeit!»

Als er sie verlassen hatte, blickten sich die Gräfin und Dr. Borg an – so etwa sah für sie beide das Glück aus: ein einfaches Leben mit frischer Milch und frischem Käse, gesunder Luft und einem dunklen Bauernbrot, das ja so gut für die Verdauung ist. So könnte es immer bleiben ...

«Immer!» flüsterte Gräfin Retzlow versonnen, während man im Hintergrund leise ein Flugzeug brummen hörte. Sie trank die Milch in großen Schlucken – ihr schmales Gesicht nahm bereits wieder kräftige Farbe an. Da wurde die Tür vom Alm-Ötti aufgerissen. «Da kommen schon wieder Leute! Ich hab sie gesehen, als ich mein Alphorn gereinigt habe!»

«Bekannte?» fragte Dr. Borg und hoffte insgeheim, daß dem so wäre.

Der Alm-Ötti zuckte die Achseln und trat an den kleinen, in buntesten Farben handbemalten Schrank, in dem er seine Wertgegenstände aufbewahrte – unverschlossen, versteht sich, denn in der Schweiz braucht man keine Angst vor Dieben zu haben. Er griff sich einen Präzisionsfeldstecher ...

«Von der Armee!» erklärte er und nahm die Fremden, die sich der Alm näherten, in Augenschein. Dann schüttelte er den Kopf.

«Kenn ich nicht!» sagte er und reichte das Glas weiter. Aber auch Diana Gräfin Retzlow konnte die zwei Gestalten nicht identifizieren. Dr. Borg blickte hingegen nur kurz durch, dann stieß er einen Schrei aus.

Das Flugzeuggeräusch wurde lauter.

Wen hatte Dr. Borg erkannt. Was war das für ein Flugzeug? Bestand Gefahr?

## 104

Dr. Borg ließ das Glas fallen, aber die Schweizer Ware zerbrach nicht.

«Kennst du die beiden?» fragte die junge Gräfin erregt. Dr. Borg nickte.

«Aglio und Olio!» flüsterte er kaum vernehmbar.

«Wer ist das?» wollte der Alm-Ötti wissen.

«Sie sind hinter mir her, sie verfolgen mich! Ich muß hier weg!» stieß Dr. Borg angstvoll hervor.

Die drei stürzten aus der Hütte. Noch war keine unmittelbare Gefahr, denn die beiden Mafia-Gangster waren noch zu weit entfernt.

Der Alm-Ötti brachte Dr. Borg seinen allzeit bereiten, prall gefüllten Rucksack.

«Für den Weg in die Berge! Brot, Käse und Milch.» Der Alm-Ötti hatte wirklich an alles gedacht: «Auch ein Stückchen der guten Alpenschokolade habe ich hineingetan!»

Die Gräfin stürzte sich nachgerade auf den jungen Frauenarzt.

«Du gehst nicht!» sagte, nein schrie die angstvolle junge Frau. «Jetzt, wo ich dich wiedergefunden habe, mag ich dich nicht gleich wieder verlieren!»

Dr. Borg wandte sich ab.

«Ich muß in die Berge – im ewigen Eis, in den Geröll-Lawinen, wo nur die Gemse ihren Weg findet, dort ist kein Platz für eine Frau!»

«Macht schnell! Da!»

Der Alm-Ötti wies in Richtung Himmel. Eine kleine Sportmaschine kreiste über der Alm. Eine neue Gefahr? Dr. Borg reichte der völlig aufgelösten jungen Frau die Hand.

«Er wird für dich sorgen! Ich komme wieder!»

Er lüftete seinen Hut, steckte einen Apfel in die Tasche seiner Lederhose, hing sich den Rucksack um, nahm seinen Knotenstock und marschierte los, das heißt, er wollte ...

«Das Flugzeug!»

Im Unterbewußtsein der drei hatte sich das ständig näher kommende Geräusch längst festgesetzt. Die Gräfin aber hatte es zuerst gesehen. Und es kam näher, niederer und niederer. Dr. Borg mußte zur Seite springen, als die Maschine in rasantem Sturzflug mit heulenden Motoren sich der Alm näherte. Sie drohte an den Felsen zu zerschellen, aber der kühne Flieger – er mußte ein Meister seines Fachs sein! – brachte das Kunststück fertig, die kleine Sportmaschine elegant zu landen. Die Gräfin, der Alm-Ötti und in sicherem Abstand Dr. Borg stürzten zum Flugzeug, aus dem sich prustend und keuchend ein älterer Herr quälte – kräftige Gestalt, kurzgeschnittene weiße Haare, Schmisse im markanten Gesicht.

«Jestatten? Kuebel, Oberst von Kuebel ist mein Name!» hustete der Fremde.

«Befinde mich auf dem Flug nach Spanien, zur Fußballweltmeisterschaft, Sie verstehen? Meinen alten Freund, den Bundestrainer besuchen, ihm Glück wünschen und so. Habe wohl leider Panne, nicht wahr?»

Und er wandte sich seinem Flugzeug zu.

Stimmte die Geschichte des Fremden? Oder war sie nur eine Täuschung, Hilfe für die Mafia-Killer, die unterwegs zur Alm waren?

Der Name ließ es bei Dr. Borg klingeln.

«Oberst von Kuebel?» frug er. Und mit einer wirksam kurzen Pause: «Jener – Oberst von Kuebel?»

Der Fremde nickte geschmeichelt.

«Na klar doch. Jenau jener.»

«Welcher?»

Die junge Gräfin war solchermaßen nicht sehr beschlagen.

Dr. Borg klärte sie auf: «Ritterkreuzträger. Berühmtester Kampfflieger des Zweiten Weltkrieges und ...»

«... jetreuer Paladin des Führers», stellte sich ihr mit knapper Verbeugung von Kuebel vor. «Jawohl, Gnädigste, derselbe. Das waren noch Zeiten – schrecklich, schrecklich. Schreckliche Zeiten, wirklich! Wie man uns arme Menschen damals jetäuscht hat – unvorstellbar!»

Nun mischte sich der Alm-Ötti ein, der bislang schon verbittert die Spuren betrachtet hatte, die das kleine dreisitzige Flugzeug auf den gepflegten Matten der Alm hinterlassen hatte.

«Und was soll das Ganze? Weshalb landen Sie hier auf meiner Alm?»

«Jezwungenermaßen, mein Bester, jezwungenermaßen. Kleine Panne, wie Sie sehen. Kabel jerissen, muß jeflickt werden. War aber doch tadellose Landung, nich?»

Dr. Borg musterte interessiert die Maschine, während Oberst von Kuebel ölverschmiert in das Innere des Motors abtauchte und fluchend und schimpfend an den Kabeln herumfuhrwerkte. Der Alm-Ötti beobachtete unterdessen den Aufstieg der beiden Killer. Sie kamen immer näher. Er machte Dr. Borg darauf aufmerksam: «Es wird Zeit!»

Dr. Borg winkte ab. Als Oberst von Kuebel die Reparatur beendet und seine schmutzigen Hände und das Gesicht im klaren Wasser des Bergbachs gewaschen hatte, sprach er ihn an: «Ein Dreisitzer?»

«Klar. Gute Maschine, was? Pflege ich selber, darf keine Mechanikerhand ran.»

«Haben Sie schon mal Leute mitgenommen?»

«Klar», von Kuebels Augen leuchteten. «Alte Kameraden und so.»

«Würden», Dr. Borg wollte die Frage nicht über die Lippen, war er doch ADAC-Mitglied und kannte die ständigen Warnungen vor Trampern, «würden Sie auch uns mitnehmen?»

Der Oberst war verdutzt, zögerte aber nur einen kurzen Moment.

«Warum nicht?»

«Die Gräfin und mich?»

«Gräfin?»

Oberst von Kuebel war anzumerken, daß er interessiert war und gern mehr gewußt hätte.

«Gräfin Retzlow», konkretisierte also, dieses wohl merkend, als quasi Entscheidungshilfe, Dr. Borg.

«Ach nee», von Kuebel war sichtlich erfreut, «sind Sie etwa die Tochter von dem Dings, dem Dings – na, ich komme nicht auf den Namen, die den alten Retzlow geheiratet hat?»

«Ja.»

«Na so was!» von Kuebel war erstaunt und erfreut. «Alter Kamerad, der Retzlow.»

«Er ist tot», erinnerte ihn die Gräfin, von Kuebel war dieses jedoch nicht neu:

«Weiß ich, weiß ich, hab's in der *Nationalzeitung* gelesen. Scheußliche Sache, das. Und Ihren Herrn Vater hab ich auch gekannt. Prachtvoller Mann. Da will ich nichts sagen! Steigen Sie ein!»

Die Gräfin und Dr. Borg verabschiedeten sich vom gütigen Alm-Ötti, dem eine Träne auf den zernarbten Wangen oberhalb des struppigen Barts stand.

«Wenn ihr wieder mal in die Schweiz kommt, laßt euch sehen!» murmelte er, um seine Rührung zu verbergen. Die Gräfin hauchte einen Kuß auf seine sonnengebräunte Stirn. Dann stiegen sie ein. Oberst von Kuebel warf den Motor an, die kleine Maschine startete – gerade rechtzeitig, denn die beiden Mafia-Killer waren inzwischen fast auf Schußweite herangekommen.

Dr. Borg sah noch einmal nach unten. Die Hütte wurde immer kleiner und kleiner. Der Alm-Ötti winkte, und fast war es ihm, als würde das Meckern der Ziege ein trauriges sein.

«Das war das Paradies!» sprach Gräfin Retzlow aus, was beide dachten.

«Ja!» antwortete der junge Arzt und strich sich eine blonde Locke aus der Stirn. «Das war es!»

Sollten beide es nicht mehr erreichen – jetzt, unterwegs zu neuen Abenteuern im Land der Fußballweltmeisterschaft? Was wartete auf das Liebespaar?

## 106

Redaktionskonferenz bei Radio BB in Bischofsbrück. Redaktionsleiter Dr. Fehler berichtete von dem merkwürdigen Eindruck, den der neue, sofort im ganzen Ort zum Tagesgespräch gewordene Psychologe Dr. Frankenstein auf ihn gemacht hatte. «Er benahm sich», gab Dr. Fehler seinem Eindruck Ausdruck, «irgendwie merkwürdig, aber mehr als das – und, das sagte mir die Lebenserfahrung, da stimmt etwas nicht. Ich finde, ganz cool, aber mit Verve sollten wir da dranbleiben.»

Jumbo Fant leerte sein Rotweinglas, nickte und fragte: «Aber wie?»

«Recherche ist das harte Brot jedes Journalisten – wir wissen, daß die Methoden, die Dr. Frankenstein anwendet, fragwürdig sind. Aber mit diesem Wissen sollten wir uns nicht dispensiert fühlen. Wir sollten am Ball bleiben, nachforschen – ich habe irgendwie das Gefühl, der Sack ist prall gefüllt, wir brauchen ihn nur noch zuzuschnüren – nur: Was ist drin?»

Jumbo Fants Augen wurden immer glasiger, als er sich nachschenkte, aber er war noch voll da.

«Ein Fall für Hubert Hantel!» befand er.

Hubert Hantel schaute auf: «Wieso?»

«Du hast die größte Ausdauer. Paß auf...»

Jumbo Fant begann seinen Plan zu entwickeln, dessen Ausführung großen Einfluß auf das zukünftige Schicksal von Dr. Borg nehmen sollte. Dr. Borg aber befand sich zu dieser Zeit noch in den Lüften. Am Steuer: Oberst von Kuebel, Kriegsheld und enger persönlicher Freund des Bundestrainers.

«Was wollen Sie in Spanien?» brüllte der Oberst, um das Gedröhn der Motoren zu übertönen.

«Weiß nicht so recht.»

Einerseits schließlich wollte er ursprünglich nur Aglios und Olios wegen weg von der Alm – daran wollte er gar nicht mehr denken –, andererseits gab's ja zur Zeit Ausreden genug. Und so sagte er: «Fußballweltmeisterschaft halt.»

«Bin jut mit dem Bundestrainer bekannt», ermunterte ihn von Kuebel. «Was sind Sie von Beruf?»

«... äh – Arzt.»

«Arzt?» merkte von Kuebel auf. «Gute Sache! Verstehen Sie was von Sportmedizin?»

«Äh ...» mehr wußte Dr. Borg einstweilen nicht zu antworten.

«Gut», ließ sich daraufhin überraschenderweise von Kuebel vernehmen.

Gräfin Retzlow stupste den jungen Arzt mit dem Ellbogen in die Seite und flüsterte ihm zu: «Sei vorsichtig – wer weiß, was er will!»

Laut aber sagte sie: «Wir suchen Arbeit in Spanien.»

«Dachte ich mir schon, klare Sache.» Oberst von Kuebel legte einen vertraulichen Ton auf. «Kann vielleicht helfen. Passen Sie auf: Bundestrainer hat Probleme mit seinen Medizinmännern, oder sagen wir: Er könnte noch jemanden brauchen, der seine Jungs auf Vordermann bringt, verstehn Sie?»

«Da ist was faul, ich sage es dir!» flüsterte die Gräfin ins Ohr Dr. Borgs.

Oberst von Kuebel bekam davon nichts mit und fuhr deshalb

fort: «Daß die Jungs zur rechten Zeit in Form kommen, klar? Könnten Sie sich vorstellen, daß Sie der richtije Mann dafür sind?»

Nach diesen Worten drehte er sich auf seinem Sitz um und sah Dr. Borg voll ins Gesicht. Seine markanten Züge waren zu einer höhnischen Fratze verzerrt: «Könnte mir denken, daß Sie keine andere Wahl haben, oder? Sie mußten doch weg, nicht, sind in Bedrängnis, was? Also – überlegen Sie sich's, ehe wir landen – sind Sie unser Mann?»

Dr. Borg begann zu begreifen, was man von ihm wollte: Doping. Nur – wer steckte da dahinter? Doch mit Sicherheit nicht der Bundestrainer, dessen Legitimität in sportlichen Fragen außer Zweifel stand.

Würde er den perfiden Vorschlag akzeptieren? Wenn nein – was würde dann passieren?

## 107

Zwar war die Nacht nicht kalt, aber unangenehm – der feine Regen drang selbst durch den Stoff von Hubert Hantels Trenchcoat. Der Rundfunkredakteur wickelte seinen Mantel fester um sich und fluchte leise vor sich hin. Die Villa war und blieb dunkel, keines der Fenster war erleuchtet. Er verließ seinen Beobachtungsposten und schlich näher heran. Plötzlich ging auf der Rückseite des Gebäudes das Licht im Erdgeschoß an. Vorsichtig bewegte sich Hubert Hantel, immer bemüht, seinen Mantel nicht zu beschmutzen, die Hecke entlang, bis er in das Fenster schauen konnte. Dr. Frankenstein stand am Telefon und gestikulierte heftig – sichtlich war es eine fernmündliche Auseinandersetzung, in die der Klinikleiter verwickelt war. Hubert Hantel sah sich um – an einer Stelle gab es eine kleine Lücke in der Hecke. Er zwängte sich durch – und stand vor einem hohen

Eisengitter. Undeutlich konnte er Dr. Frankenstein durch das leicht geöffnete Fenster reden hören, aber er verstand die Worte nicht. Er schätzte den Zaun ab und entschied: Da komm ich rüber!

Er hangelte sich hoch und wollte auf der anderen Seite hinunterspringen, da verfing sich sein Mantel im Gestänge des Zauns, riß mit einem Ratsch, und Hubert Hantel stürzte zu Boden – es tat einen Schlag in seinem rechten Bein, ein greller Schmerz –, und Hubert Hantel verlor die Besinnung.

Als er wieder erwachte, lag er festgeschnallt auf einem Operationstisch. Grelles Licht schien in sein Gesicht.

Dr. Frankenstein beugte sich über ihn und lächelte böse.

«Sie haben sich schwer verletzt, mein Lieber – Ihre Achillessehne ist gerissen, ich muß gleich operieren.»

Hubert Hantel bemerkte nicht, daß Dr. Frankensteins Kichern einen leichten Beigeschmack von Irresein hatte, ihn quälte nur eine Sorge: «Mein Mantel – ist er kaputt?»

Dr. Frankenstein lächelte – immer noch böse –, legte den Mundschutz vor und meinte desinteressiert:

«Zerrissen. Völlig. Jetzt werden wir erst Ihre Sehne wieder in Ordnung bringen – und dann werden Sie mir Rede und Antwort stehen, was Sie hier wollen.»

Hubert Hantel verlor wieder die Besinnung.

Warum? Aus Angst? – Oder aus Schmerz über den Verlust seines Mantels? Was würde aus ihm werden?

## 108

«Was Sie mir anbieten, kommt mir sehr spanisch vor. Ich meine ...» Dr. Borg war es nicht nur wegen des etwas unruhigen Flugs schlecht geworden. «... ist das nicht verboten? Und es gibt Kontrollen.»

«Die kann man umjehen», versuchte Oberst von Kuebel zu beruhigen.

«Die Mark ist eine der stärksten Währungen der Welt. Und außerdem handelt es sich um ein neues Mittel, das, so hofft man, bei herkömmlichen Kontrollen nicht festjestellt werden kann. Neue Zusammensetzung oder so.»

«Und der Bundestrainer? Weiß er davon?» Für Dr. Borg wollte eine Welt zusammenbrechen, die er bislang als letzte Bastion einer heilen solchen gesehen hatte. Betrug im Sport? – Niemals!

Oberst Kuebel versuchte ihm diese Angst zu nehmen: «Um Himmels willen! Sportsmann, würde nie so was mitmachen. Auch die Spieler wissen nichts davon, jedenfalls die meisten. Deshalb – deshalb brauchen wir so jemanden wie Sie!»

Dr. Borg sah die Gräfin an.

Sie flüsterte ihm zu: «Sag ja – da kommen wir immer noch raus, wichtig ist doch erst, daß wir in Sicherheit sind!»

Dr. Borg versuchte seiner Stimme einen entschiedenen Klang zu geben: «Ich bin dabei.»

Oberst von Kuebel lachte höhnisch und zog die Maschine hinab. Die Landung auf dem offiziellen Flugplatz war leichter als auf der Alm.

Er brachte die Gräfin und Dr. Borg anstandslos durch den Zoll, obwohl beide keine Papiere bei sich hatten. Lachend zeigte der Oberst auf einen hohen Beamten der Guardia Civil: «Alter Freund von mir, Legion Condor, Sie verstehen? Gruß an Tejero!» rief er dem Offizier zu, der freundlich salutierte.

Ein großer Mercedes erwartete den Oberst vor dem Flughafen. Sie stiegen ein und fuhren in das Hotel der deutschen Nationalmannschaft – ein anonymer Bau, in dem man sich richtig einschließen konnte, eine Festung, dazu da, die Spieler vor allzuviel Kontakt mit der Außenwelt abzuschirmen. Am Swimmingpool lehnten gelangweilt einige jüngere Männer mit stark ausgeprägten Wadenmuskeln und noch stärker ausgeprägtem Selbstbewußtsein herum. Dr. Borg, der sich in Grenzen für den edlen Fußballsport interessierte, erkannte Verteidiger Schmaltz, die Stürmer Leitner, Dummenigge und den schönen Mittelfeldspieler Hansi Knüller.

«Nette Jungs!» meinte der Oberst, als sie aus dem Auto stiegen. «Jetzt mache ich Sie erst mal mit dem Bundestrainer bekannt.» Er sah sich suchend um.

«Da isser ja!» stellte der Oberst fest und eilte mit seinen beiden Begleitern über den Rasen. Der Bundestrainer legte die Gitarre weg, auf der er ein wenig herumgeklimpert hatte. Dabei fiel die Bierflasche vom Tisch. Er richtete den Blick seiner hellen Augen auf die drei Ankömmlinge. Als er Oberst von Kuebel erkannte, ging ein Leuchten über sein Gesicht, das aus weiterer Ferne dem eines Intellektuellen ähnelte. Der Oberst begrüßte den Bundestrainer herzlich, zeigte dann auf seine beiden Begleiter und stellte sie vor. Der Bundestrainer gab beiden die Hand und lud sie zum Sitzen ein. Er stellte vor jeden eine Bierflasche, die er aus dem Kasten zu seinen Füßen zog, und sagte: «Prost – isch bin de Jupp!»

Würde Dr. Borg bei der Nationalmannschaft zur Ruhe kommen? Und vor allem: Würde er den teuflischen Dopingplan des Obersten oder seiner Hintermänner vereiteln können?

## 109

Dr. Borg saß auf der Terrasse des Hotels und blickte in die warme spanische Nacht. Zikaden zirpten, leise plätscherte ein Brunnen, in der Ferne grölten betrunkene deutsche Schlachtenbummler – kurz, es war eine typisch südliche Nacht mit typisch südlicher Stimmung. Seine Hand krampfte sich um den *Cuba libre*, den er sich bestellt hatte, sein Herz verkrampfte sich bei dem Gedanken, was er tun sollte.

Seine Mutter fiel ihm wieder ein und auch, daß seine ganze abenteuerliche Geschichte damit begonnen hatte, daß er sich geweigert hatte, einem Pharmavertreter zu Willen zu sein und eine gefährliche Versuchsreihe weiterzuführen. Wußte er denn, ob die Mittel, die Oberst von Kuebel ihm beschaffen würde, wirklich ungefährlich waren?

Plötzlich schlug ihm jemand kumpelhaft auf die Schulter. Lautes Lachen ertönte – es war der Bundestrainer, der sich schwer neben ihm in einen Stuhl fallen ließ. Er stellte seine Bierflasche auf den Tisch und fragte Dr. Borg besorgt: «Was trinkst du denn da?»

*«Cuba libre.»*

Der Bundestrainer schüttelte sich. «Gräßliches Zeug.» Er klopfte auf seine Bierflasche. «Deutsches Flaschenbier. Aus Deutschland eingeflogen. Wie unser ganzes Essen.»

«Wirklich?» Dr. Borg staunte.

«Na klar – deutsches Essen für deutsche Spieler. Man weiß doch nicht, was die einem hier ins Essen tun, und dann das Öl und so – nee, nee, wir fliegen selbst unseren Salat ein!» Nach einem zufriedenen Rülpser fuhr der Trainer fort: «So 'n Bierchen ist doch was Feines!»

Dr. Borg war jedoch in Gedanken bei den ihm Anvertrauten: «Schlafen die Spieler schon?» fragte er.

Der Bundestrainer antwortete erst nach einem kurzen Zögern: «Hoffentlich. Bei manchen bin ich mir nicht so sicher. Aber ich sag mir: Meine Jungs müssen sich wohl fühlen, das ist das Beste. Disziplin muß zwar auch sein, nicht wahr, aber wohl fühlen müssense sich! Die Presse ist da hart mit mir umgegangen, nicht wahr, die haben mich reingelegt, die Jungs, obwohl ich immer sehr zutraulich war, nicht wahr, aber ich hab klipp und klar gesagt: Mir ist die Kamerdaschaft wichtiger als der Weltmeisterschaftstitel, jawoll!»

Er bestellte sich ein neues Bier, nahm einen großen Schluck und fuhr fort: «Wir spielen unseren klaren Fußball, unser Spiel, nicht wahr, und sehen, wie weit wir damit kommen. Bei mir gibt's keine Tricks und so, Taktik und solche Sachen, das kenn ich nicht, ich sag den Jungs immer: ‹Wir spielen unser Spiel – und bleiben sauber dabei!›»

Wie ein Schatten legten sich diese menschlich warmen Worte des Bundestrainers auf das Gemüt von Dr. Borg. Einen solchen ehrlichen, vertrauensseligen und auch vertrauenswürdigen Menschen wie den Bundestrainer sollte er betrügen!

«Beim Jupp geht's immer ehrlich zu!» sagte der noch zu allem Unglück. Nein, diesem Menschen konnte er das nicht antun. Und mit einem Schlag waren alle Probleme für Dr. Borg verflogen, als er ins offene Gesicht des Bundestrainers sah und darin vergeblich nach irgendwelchen Anzeichen für Mißtrauen suchte – nein, in diesem Gesicht spielte sich nichts ab, hatte sich nie etwas abgespielt und würde sich nie etwas abspielen: Das war ein Mann nach dem Herzen jedes Fußballfans! Die Aufgabe für Dr. Borg war klar: herauszubekommen, was hinter dem Angebot des Obersten von Kuebel steckte – und wer die Hintermänner waren!

Würde diese Aufgabe gelingen?

## 110

Man würde sich bei ihm melden, hatte Oberst von Kuebel dem jungen Arzt versprochen. Noch heute nacht. Deshalb lag Dr. Borg wach in seinem Zimmer und starrte an die Decke. In seinem Herzen hatte er dem Bundestrainer versprochen, seinen Sport rein zu halten, die Machenschaften zu durchkreuzen, die aus dem männlich-fairen Fußballsport einen Kampf der Chemie-Giganten machen wollten.

Es klopfte an seine Tür. Er lauschte: Hatte er sich verhört? – Es klopfte noch mal.

«Herein!» rief der Arzt, der jetzt plötzlich hellwach war. Die Tür öffnete sich und Fritz Derbwadl kam herein, der linke Verteidiger der Mannschaft, genannt «der Schrecken vom Niederrhein», von dort stammte er nämlich her. In Kreisen der Mannschaft hieß er nur Fietje. Dr. Borg hatte den eisenharten Verteidiger ein paarmal in Bischofsbrück gesehen, wo er derzeit spielte – er sollte sich aber mit Abwanderungsgelüsten tragen.

«Darf man Platz nehmen?»

Ohne eine Antwort abzuwarten, setzte er sich an den Rand von Dr. Borgs Bett. Der sah ihn fragend an. Fietje grinste – ein besonders schöner Anblick, denn er hatte keine Zähne mehr, die hatte ihm ein gegnerischer Stürmer in einem Spiel ausgeschlagen. Beim nächsten Aufeinandertreffen hatte der bewußte Stürmer auf Grund eines komplizierten Schienbeinbruchs und einer Schlüsselbeinfraktur seine Fußballkarriere aufgeben müssen. «Hart, aber fair», so wurde Fietje in der deutschen Sportpresse bezeichnet seit er in der Nationalmannschaft spielte. Früher hatte man ihn einen brutalen Treter genannt.

«Paß auf», röchelte der Verteidger, «ich sag's nur einmal: Du mußt morgen ins *Café Central* kommen, du weißt, wo das is?»

Dr. Borg nickte.

«Dort sitzt einer mit einer Zeitung in der Hand, mit einer deutschen, klar?»

«Klar.»

Fietje: «Den fragst du, wie die Wetten auf unsere Mannschaft stehen. Dann gibt er dir ein Päckchen. Da sind so Dinger drin, Ampeln oder so, klar?»

«Ampullen», verbesserte Dr. Borg.

«Sag ich ja. Die bringst du mit und spritzt sie uns – Grippeschutz oder so!»

Fietje lachte sein widerwärtiges Lachen, das schon manchem Außenstürmer unvergeßlich geblieben war, denn danach pflegte man stets auf der Aschenbahn zu landen.

Dr. Borg wagte die Frage: «Warum tust du das?»

Fietje machte die Gebärde des Geldzählens.

«Wieviel?» fragte Dr. Borg, nur um etwas zu fragen.

«Der Kerl spuckt einen glatten Hunderttausender aus. Ich sollte ein Fünftel bekommen, war mir aber zuwenig, ich hab auf einem Zehntel bestanden. Diese Kerle wagen nicht mal zu widersprechen – er hat gleich eingewilligt!»

Fietje stand wieder auf und verabschiedete sich mit einem: «Dann mach's mal gut!»

Leichter Schweißgeruch lag im Zimmer, als der Verteidiger gegangen war. Dr. Borg bedauerte für einen Moment Mittelstürmer Horst Klumbatsch, der mit Fietje in einem Zimmer schlafen mußte. Dann drehte er sich um und war sofort in traumlosen Schlummer versunken.

Wer steckte hinter der Dopingaktion? Würde Dr. Borg diese grobe Unsportlichkeit verhindern können?

## III

Dr. Borg stand am nächsten Morgen an der Aschenbahn des Trainingsplatzes und beobachtete die Mannschaft beim Aufwärmen. Der Bundestrainer, gewiefter Meister der Menschenbehandlung, ließ ein kleines Spielchen Abwehr gegen Angriff durchführen, um die Formation für die kommenden schweren Aufgaben zu testen. Die Abwehr ging hart zur Sache, allen voran Fietje Derbwadl, der es mit dem Filigrantechniker Dummenigge zu tun hatte.

«Langsam, Jungs!» versuchte der Bundestrainer den Elan seiner Spieler zu bremsen. «Vorsichtig – damit mir keiner verletzt wird! Paul, spiel dein Spiel, ja, so!»

Dr. Borg bewunderte die präzisen Anweisungen des Trainers.

«Also paßt doch mal auf: Hansi spielt steil auf den rechten Flügel, da geht der Manni ab und davon und flankt präzise auf den Kopf von Horst – und der köpft ein Tor, das ist meine Taktik! So gewinnen wir jedes Spiel!»

«Fietje Derbwadl spielt ein bissel hart!» sagte Dr. Borg zum Bundestrainer, der lächelte nur:

«Aber nicht unfair. Und erlaubt ist, was gefällt. Denken Sie doch auch an die Zuschauer.»

Dr. Borg war einen Moment gewillt, dem Trainer alles zu offenbaren, aber das wäre noch zu früh gewesen. Deshalb blieb er still und sah weiter zu. Ja, Fietje Derbwadl spielte wirklich sehr hart, aber das war eigentlich in der ganzen Mannschaft von Sachse Bischofsbrück so. Die Mannschaft, mit guten Spielern reich bestückt – schließlich war ja der Chemiekonzern Sachse der Sponsor –, diese Mannschaft war berüchtigt in der ganzen Bundesliga.

Dr. Borg schaute auf die Uhr. In einer Stunde sollte er im *Café Central* sein.

Im *Palace-Hotel* im Zentrum schaute jemand anders auf die Uhr: Dr. h. c. Peschke, Aufsichtsratsvorsitzender der Sachse-AG, stand von seinem tiefen Sessel in der Jugendstilvorhalle des alten, angesehenen Hotels auf. Hier trafen sich Politiker und Lobbyisten in den Sitzungspausen der Cortes, die gleich um die Ecke lag, hier hielten alte Politiker des Franco-Regimes Hof, hier warteten reiche Amerikaner und Japaner auf den Bus, der sie zur Stadtrundfahrt bringen sollte, deutsche Touristen betrachteten ihre Dias, die sie im nahen Prado gekauft hatten. Peschke warf ein paar Peseten Trinkgeld neben die Tasse mit schlechtem Kaffee – warum nur, so fragte er sich, ist der Kaffee in allen Hotels der Welt so schlecht? Er trat an den Zeitungsstand neben der Rezeption.

«Die *Frankfurter Allgemeine*!» verlangte er. Er überflog kurz die Schlagzeilen und steckte die Zeitung dann ein. Ein diensteifriger, livrierter Page gab ihm Feuer für seine Zigarre und winkte ein Taxi herbei. «*Café Central!*» verlangte der Aufsichtsratsvorsitzende, als er sich in den Rücksitz fallen ließ. Das Taxi brauste durch den dichten Verkehr davon.

Sollte etwa ... oder war das unvorstellbar? Ein deutscher Aufsichtsratsvorsitzender beteiligt an einem Verbrechen?

## 112

Dr. Borg war schon ein paar Minuten vor der ausgemachten Zeit im *Café Central* – und das hatte seinen Grund. Er placierte Gräfin Retzlow an einen Tisch, von dem aus sie alles gut übersehen konnte.

«Ich brauche einen Zeugen!» hatte er zur ihr gesagt, und sie war nur zu willig, sein Spiel mitzuspielen. Als sie saß und einen Sherry bestellt hatte, verließ sie der junge Arzt wieder. Lange tat sich nichts, bis ein großer dicklicher Mann in einem eleganten Anzug die Schwingtür aufstieß. Er rauchte eine Zigarre, deren Duft die Gräfin erkannte: eine echte Havanna, eine Monte Cristo, die Marke, die Fidel Castro raucht. Ihr verstorbener Gemahl hatte sich zu Zeiten, als es ihnen noch gutging, diese Marke immer kistchenweise aus Genf schicken lassen. Als er damit aufhörte, glaubte sie noch daran, er habe es seiner Gesundheit zuliebe getan, aber nun wußte sie ja, daß finanzielle Gründe dahintergesteckt hatten. Der Neuankömmling setzte sich an einen freien Tisch und schlug die *Frankfurter Allgemeine* auf, die er unter dem Arm getragen hatte.

«Sherry!» bestellte auch er. Kennerisch trank er das Glas langsam aus, schnalzte mit der Zunge und bestellte noch einen. Er überflog die Börsenkurse und wartete. Das Herz der Gräfin schlug fast bis zum Hals. Wieder schwang die Tür auf, diesmal war es der junge Arzt. Dr. Borg sah sich suchend um, tauschte einen Blick des Einverständnisses mit der Gräfin, die fühlte, wie ihre ansonsten elfenbeinernen Wangen glutrot vor Aufregung wurden, die gutgeformten, eng anliegenden Ohren glühten – da trat Dr. Borg zu dem Mann mit der *Frankfurter Allgemeinen*.

«Entschuldigung – wissen Sie, wie die Wetten um die deutsche Nationalmannschaft stehen?»

Der andere nahm die Zigarre aus dem Mund und lächelte.

«Zigarre?» frug er.

«Ich rauche nicht.»

«Ist auch gesünder. Nehmen Sie Platz, lieber junger Freund. Ich habe dabei, was Sie brauchen.»

Er reichte ihm ein kleines Päckchen.

«Gebrauchsanweisung liegt innen – Sie müssen es intramuskulär spritzen, am besten drei Stunden vor dem Spiel. Unsere Chemiker sagen, dann ist die Wirkung am stärksten.»

Dr. Borg schluckte und verlangte zu wissen: «Haben Sie schon Versuche damit gemacht? Mit welchem Ergebnis?»

«Nur mit Tieren, mein Lieber. Dies hier wird quasi unser erster Großversuch!» lachte der Fremde, den wir natürlich bereits als Dr. h. c. Peschke, Aufsichtsratsvorsitzender der Sachse-AG, erkannt haben. Dr. Borg steckte das Päckchen in seine leichte Blouson-Jacke aus Fallschirmseide.

«Sie haben sich Notizen zu machen, das wissen Sie ja? Die gehen an mich. Ich bin in drei Tagen um dieselbe Zeit wieder hier. Ah ja – was das angeht ...»

Peschke machte die Gebärde des Geldzählens.

«Unser gemeinsamer Freund Fietje hat einen kleinen Rechenfehler begangen – die Differenz geht zu Ihren Gunsten – ist das klar?»

Dr. h. c. Peschke stand auf, warf ein paar Peseten neben das geleerte Sherryglas und wollte gehen. An der Tür prallte er mit einem Mann zusammen, der in großer Eile eintrat.

«Pardon», murmelte Peschke.

«Passen Sie doch auf ...»

Die Blicke des Neuankömmlings – niemand anders als Raumzeichenkünstler Thomas Klötzer – schweiften im Lokal umher und blieben erst an der erschrocken aufgesprungenen Gräfin Retzlow hängen. Seine Worte: «Diana – hier ...» zeigten, daß die gemeinsamen Erlebnisse im Ashram des Bhagwan Haschi Brabesch noch nicht vergessen waren. Er wollte auf sie zustürzen, da bemerkte er Dr. Borg, erbleichte und stotterte: «Sie – der Mann mit der Wurst ...»

Peschke, der kopfschüttelnd das Café verlassen wollte, blieb stehen.

Sollte er etwas bemerkt haben? War Dr. Borg in Gefahr?

113

«Diana! Du hier!» Klötzer wandte sich schnell wieder von Dr. Borg ab und stürzte auf die Gräfin zu. «Ich hatte nie gehofft, dich wiederzusehen!»

Nervös holte er ein kleines Klötzchen aus seiner Hosentasche und begann damit zu spielen.

«Weißt du, daß ich großen Erfolg in Rom hatte?»

«Nach dem Vorfall in Paano», dabei sah die Gräfin ihn verächtlich an, «haben wir uns nichts mehr zu sagen.»

«Aber Diana! Ich habe eine Turnhalle in Bischofsbrück ausgeschmückt. Überall, in allen Ecken und Wänden habe ich nur dein Bild gesehen und künstlerisch verarbeitet! Acht Meter hoch, in Stahlbeton.»

«Viereckig», womit die Gräfin das Gespräch zu beenden vorhatte.

Dr. h. c. Peschke trat an Dr. Borg heran, der unschlüssig mitten im Raum stand.

«Sie kennen ihn?»

«Flüchtig.» Dr. Borg liebte die Wahrheit.

«Er kennt Sie?» stellte Peschke fragend fest.

«Ich befürchte.»

«Hören Sie», des Aufsichtsrates Stimme war gefährlich leise geworden. «Ich warne Sie. Wenn Sie krumme Touren vorhaben ... ich bin ein gefährlicher Mann.»

«Ich weiß.» Dr. Borg schluckte. «Ich – ich habe keine krummen Touren vor ... ich schwör's Ihnen.»

«Da gab's schon mal einen Arzt, ein junger Mann, so in Ihrem Alter, der kam mir in die Quere.»

«Ihnen?»

«Mir. Er behinderte eine Versuchsreihe, die ich vorhatte. Nahm daran teil und ließ mich dann sitzen.»

Dr. Borg wurde blaß. Es lief ihm kalt den Rücken herunter. Aber er fühlte, daß er kurz vor einer wichtigen Entdeckung stand.

«Eine Laus», fuhr Dr. h. c. Peschke fort. «Ich habe ihn vernichtet. In die Falle gelockt. Er wird seither gejagt, er hat keine ruhige Minute mehr. So ergeht es jedem», und bei diesen Worten lachte Peschke ungut, «der mir in die Quere kommt.»

Sein gepflegter, aber heißer Atem streifte das Gesicht des jungen Arztes, der da aus Peschkes Mund seine eigene Geschichte hören mußte.

«Mir liegt an diesem Mittel. Sie verstehen – nur deshalb bin ich selber hier. Auch damit niemand anderer davon erfahrt. Weniger Namen, weniger Gefahr. Hüten Sie sich. Sie berichten mir!» Dr. h. c. Peschke verließ das Café. An ihrem Tisch erwehrte sich Gräfin Retzlow mit Mühe der erneuten, schwitzenden Avancen des Künstlers Klötzer, der auffuhr, als Dr. Borg sich ihm nahte. «Gehen Sie – Sie Zerstörer, Vandale! Sie haben mir einmal ein Kunstwerk weggegessen, ich will sie nicht mehr in meiner Nähe haben!»

Zur Gräfin gewandt, fügte er hinzu: «Ich wohne im *Palace,* wenn Ihnen das was sagt. Ich bin für Sie immer zu sprechen!»

Er stand auf und ging zur Tür. Kaum war der durch, fühlte er sich am verschwitzten, ehemals weißen Hemdkragen gepackt und von Peschke angesprochen: «Sie wohnen auch im *Palace*?»

«J-ja», stotterte der verwirrte Künstler. Wieder traten die Klötzchen in Aktion.

«Was halten Sie davon, wenn wir zusammen ein Taxi nehmen? Ich möchte mich mit Ihnen unterhalten. Über da drinnen.»

«Über – über die Gräfin?» hoffte und fürchtete Künstler Klötzer.

«Über den jungen Mann», nahm ihm Peschke jedoch Hoffnung und Angst.

«Hallo, Taxi!»

Der Aufsichtsratsvorsitzende zwang den Künstler fast mit Gewalt auf die Rücksitze.

Würde Dr. h. c. Peschke jetzt die für den jungen Arzt gefährliche Wahrheit erfahren?

Während die Gräfin und Dr. Borg aufseufzend einen Sherry im *Café Central* tranken, froh darüber, daß es gerade noch einmal gutgegangen war, und ihr weiteres Vorgehen besprachen, drängte Dr. h. c. Peschke Künstler Klötzer einen weiteren Whisky in seiner Suite auf. Künstler Klötzer – wir erinnern uns an einige Szenen in der Bar des *Interconti* in Bombay – sprach auf Whisky an.

«Jetzt erzählen Sie mal», Peschke hoffte auf eine bereits gelöste Klötzersche Zunge, «wer ist dieser junge Mann?»

«Danke – feiner alter Stoff. Also: Ich hab ihn nur einmal gesehen, in Rom, Sie wissen, meine Ausstellung in der Engelsburg ...»

«Ich weiß, ich weiß», winkte Peschke müde, tat aber interessiert.

«Da hatte ich ein Kunstwerk geschaffen – kann ich noch einen Whisky haben? – Danke – also ein Kunstwerk, und das hat er aufgegessen.»

«Das ist alles?»

«Er wurde dann verhaftet. Und – ja, jetzt fällt's mir wieder ein – das – das ist ein ganz Gefährlicher! Ein Terrorist!»

Klötzer begann zu stottern und spielte hektisch mit seinem Klötzchen. Peschke war aufgesprungen und nahm die Zigarre aus dem Mund. Er starrte den Künstler an. Der fuhr fort, stotterte jetzt aber ganz fürchterlich: «D-der wird ge-gesucht in Bi-in Bischofsbrück, er ist geflohen, aus dem Ge-ge-gefängnis ... b-bi-bitte noch einen Whisky ...»

Peschkes Mund stand weit offen, dann schlug er sich mit der flachen Hand gegen die Stirn.

«Oh, ich Riesenrindvieh!»

Vorbei an dem aufgeregt stotternden Künstler raste Peschke zum Telefon und verlangte hastig eine Nummer.

«Fritz Derbwald, bitte schnell ... Ja, ich warte. – Oh, ich Hornochse! – Ja, Fietje? Hören Sie – ja, ich bin's. – Hören Sie – Halten Sie den Mund und hören Sie zu, verdammt noch mal! –

Dieser Arzt – er ist ein Spitzel. – Ja. Er muß weg, verstehen Sie, weg! – Wie Sie das machen, ist Ihre Sache! Oder wollen Sie etwa Ihre Karriere ruinieren, in der Nationalmannschaft und im Verein? – Na also. Ich erwarte prompte, verstehen Sie, prompte Bedienung!»

Der Aufsichtsratsvorsitzende knallte den Hörer auf. Wie etwas unendlich Störendes betrachtete er Künstler Klötzer, der ihn ebenfalls anstarrte und erneut stotterte:

«Sie haben da eben – ich meine – was haben Sie da eben ...»

«Vergessen Sie's.»

Künstler Klötzer wurde Dr. h. c. Peschke sicht- und hörbar lästig. «Packen Sie Ihr Zeug und verschwinden Sie.»

Klötzer reagierte hysterisch: «Sie haben einen M-M-Mo-Mord angeordnet!»

«Quatsch!»

«D-doch! Ich hab's genau verstanden! Einen Mord!»

«Unsinn», würgte Peschke den Künstler ab und zwang ihn wieder in den Sessel zurück.

«Wir haben da dieses neue Aufsichtsratsgebäude, darüber wollte ich mit Ihnen noch sprechen. Das soll, versteht sich, künstlerisch ausgeschmückt werden, nicht wahr? Und – äh – da dachten wir an Sie ...»

«Ein Mord ...» Künstler Klötzer sagte dies schon wesentlich ruhiger.

«Ihr Preis ist der unsre.»

Klötzer sah ihn an. Und durchschaute ihn: daß er hier gekauft werden sollte. Er versuchte zu protestieren, aber Peschke schnitt ihm das Wort ab:

«Wir zahlen gut, das wissen Sie. Dafür, daß Sie Margarine in Ecken schmieren, tote Ratten in Gläser legen, Stahlkolben zusammenschweißen und gräßliche Farben auf eine Leinwand schmieren.»

Künstler Klötzer war in seiner Ehre gekränkt, wankend stand er auf und wollte gehen.

«Wenn Sie ein Wort sagen, sind Sie erledigt ... keine Firma in unserem Land wird dann wieder etwas von Ihnen kaufen.»

Klötzer, schon in der Tür, drehte sich um. Er war ein Stückchen kleiner geworden. Während er sinnigerweise dachte: Suche Mittel fürs Leben zu erwerben, Tugend erst dann, wenn du bereits Mittel besitzest, fragte er folgerichtig: «W-wieviel hatten Sie gesagt?»

Peschke lachte und bot ihm wieder einen Sitz an.

Würde Dr. Borg durch den Anschlag gefährdet werden? Wie würde sich Künstler Klötzer weiter verhalten?

## 115

Dr. Borg war schweigsam, als er mit der Gräfin an seiner Seite zurück ins Hotel der deutschen Nationalmannschaft fuhr.

«Was ist dir?» fragte sie deshalb.

«Ich sehe langsam etwas klarer. Du erinnerst dich an jenen Anruf, der mich in das besetzte Haus führte – wie ich dir in den paradiesischen Schweizer Bergen erzählte?»

«Gewiß.»

«Dieser Mann, der mir die Ampullen übergab – er steckte dahinter. Er verriet sich, ohne zu wissen, wen er vor sich hatte.»

«Sieh dich vor!»

Die Gräfin war blaß geworden. Kein Wort mehr wurde zwischen den beiden gewechselt, die Gräfin drückte nur schweigend die schmale Chirurgenhand des jungen Frauenarztes. Sie wußten beide, sie gehörten zusammen. Was sie nicht wußten: daß Fietje Derbwadl in seinem dumpfen Hirn einen Mordplan geschmiedet hatte. Sonst wäre Dr. Borg an jenem Abend nicht so ohne weiteres in die Duschräume gegangen, in denen sich die Nationalspieler nach dem anstrengenden Training und vor den taktischen Anweisungen zu erfrischen pflegten.

«Alles in Ordnung, Jungs?» rief Dr. Borg, der sich den legeren Umgangston des Bundestrainers schnell angewöhnt hatte. Niemand hatte Klagen – das heißt, einer schon ...

«Mein Knie!» röhrte Fietje Derbwadl aus der letzten Duschkabine heiser. «Schaun Sie sich mal mein Knie an, ob's noch in Ordnung ist!»

Dr. Borg konnte sich nicht vorstellen, daß ein Spieler wie Fietje Derbwadl irgendwelche Verletzungen hätte abkriegen können, aber er eilte dennoch zu ihm, auch weil er annahm, daß Fietje ihn nach dem Erfolg seiner Aktion fragen wollte. Fietje stand breit grinsend, bei voll aufgedrehter heißer Dusche in seiner Kabine.

«Da tut's weh – sehn Sie den blauen Fleck?»

Es schien eine tatsächliche Verletzung zu sein, und um zu sehen, ob sie etwa ernsterer Natur sei, beugte sich Dr. Borg hinunter. Im selben Augenblick schlossen sich Fietjes Hände wie Schraubstöcke um seinen Hals. Dr. Borg konnte kaum noch atmen, geschweige denn einen Schrei ausstoßen – röchelnd kämpfte er gegen den riesigen Verteidiger. Rote Kreise tanzten vor seinen Augen, Blitze zuckten durch sein Gehirn – verzweifelt versuchte er die gewaltigen Pranken des Verteidigers von seinem Hals zu lösen. Er trat heftig um sich, aber Fietjes Schienbeine waren solche Tritte gewöhnt, er reagierte überhaupt nicht. Dr. Borgs Widerstand erlahmte, Fietje drückte noch fester zu, die Hände des jungen Arztes stießen ins Leere, verkrampften und lockerten sich, das Leben schwand aus ihm ...

War das das Ende des Frauenarztes von Bischofsbrück? Oder sollte Rettung werden?

## 116

Verzweifelt suchte der junge Arzt das Bild der Gräfin Retzlow mit hinüberzunehmen, jener Frau, an der er mit ganzem Herzen hing – und das Bild seiner armen Mutter, die ihn unter solch großen Entbehrungen aufgezogen hatte. Nun würde er nie erfahren, wer sein Vater gewesen, nun würde er blutjung diese Welt verlassen müssen ... Sein Körper gab nach, wurde kraftlos. Fietje Derbwadl drückte heftiger zu, Dr. Borg sank zu Boden ... Fietje Derbwadls zahnloser Mund war das letzte, was er sah – plötzlich fühlte er, wie der Druck der gewaltigen Pranken sich lockerte. Keuchend rappelte er sich auf, hörte Rufe und Schreie, sah, wie einige andere Spieler Fietje Derbwadl zurückrissen, ein Kampf der Giganten, großer, nackter Männer im heißen Rauch der Duschanlage. Mittelstürmer Horst Klumpatsch und Verteidiger Schmaltz, die beiden größten Spieler, hatten Fietje gepackt, und Paul Leitner beugte sich über Dr. Borg.

«Alles in Ordnung?» frug der Mannschaftskapitän. Gemeinsam mit Karlheinz Dummenigge, dessen helle Haut rosig glänzte – niemand hätte in ihm einen der trickreichsten Stürmer dieser Fußballwelt vermutet –, trug er Dr. Borg aus der Kabine.

«Was war denn los?» wollte Leitner von Fietje Derbwadl wissen. Dieser aber schwieg.

Dr. Borg versuchte röchelnd zu antworten: «Er hat mich umzubringen versucht ...»

Leitner und die anderen mochten es nicht glauben.

«Fietje? Außerhalb des Spielfeldes?» Das brachte Leitner aus der Fassung.

Dr. Borg bat nun: «Holt die Polizei. Ich sage alles. Und den Bundestrainer.»

Eine Stunde später saß Dr. Borg, der sich nun, nach dem Genuß einiger Cognacs, wieder erheblich besser fühlte, mit dem Bundestrainer und den Spielern zusammen.

«Ich kann's nicht glauben.» Nun war es am Bundestrainer, fassungslos zu sein. «Unter meinen Jungs!»

Dr. Borg nickte. Ja, so war der Bundestrainer, ein Mann ohne

Arg, deshalb solchen Machenschaften hilflos ausgeliefert. Dr. Borg zeigte auf die Ampullen, die vor ihm auf dem Tisch lagen.

«Das sollte ich euch spritzen, um eure Leistung zu steigern.»

Dummenigge lachte: «Unsere Leistung steigern ...»

«Das ist noch nie an Menschen ausprobiert worden, hätte sein können, daß Ihr davon schwerkrank geworden wäret.»

Dr. Borg wurde von Dummenigge unterbrochen: «Und Fietje steckt dahinter?»

«Er hat mitgemacht», wurde ihm bestätigt.

«Und Sie?» verlangte nun Leitner von Dr. Borg zu wissen.

«Ich wollte nur herausbekommen, was da gespielt wurde. Die Ampullen hätte ich der Polizei übergeben.»

Der Bundestrainer nahm einen kräftigen Schluck aus seiner Bierflasche und gab zu: «Ich fasse es immer noch nicht. Ohne Sie hätten wir uns extrem unsportlich verhalten, freilich, ohne daß wir es gemerkt hätten ...»

Es wurde ein langer Abend. Die Nationalmannschaft feierte ihren Mannschaftsbetreuer, der Bundestrainer griff zur Gitarre, und die Spieler sangen auf die ihnen aus ihrer Schulzeit bekannte Melodie: ‹*For he's a jolly good fellow*›:

«*Er ist ein Held, unser Doktor,*
*er ist ein Held, unser Doktor,*
*er ist ein Held, unser Doktor,*
*und darum lebe er hoch!*»

Würde die gute Stimmung anhalten? Nach Fietjes gescheitertem Mordversuch, nach den geplatzten Versuchen mit dem neuen Dopingmittel – würde Dr. h. c. Peschke das auf sich sitzenlassen? Oder würde er sich rächen?

# 117

Dr. h. c. Peschke hatte in den Nachrichten von der Affäre im Quartier der deutschen Nationalmannschaft gehört. Er schäumte vor Wut, zerbrach eine Zigarre nach der anderen, beschimpfte den Zimmerkellner und seine Sekretärin, die ihn auf allen Reisen begleitete.

«Machen Sie mir eine Verbindung mit Bischofsbrück!» knurrte Peschke und nannte eine Nummer – die Nummer von Radio BB. Gottergeben wählte die Sekretärin und widersprach auch nicht, als Peschke sie aus dem Raum schickte, als er seinen Gesprächspartner erreicht hatte.

«Sie wissen, was hier passiert ist?»

«Moment, hab noch zwei andere Gespräche zur Zeit ...» nuschelte Hottah Hegel, denn er und kein anderer war es, der von Peschke angerufen wurde.

«Legen Sie die zwei anderen auf!» brüllte Peschke wutentbrannt. «Haben Sie die Meldungen gelesen?»

«Welche Meldungen?»

«Über das, was hier passiert ist!» Peschke war außer sich über Hegels Desinteresse, der nun fragte: «Wo?»

«In Spanien, bei der deutschen Nationalmannschaft.»

«Nee ...» Bei Hottah Hegel hatte immer noch nichts geklingelt.

«Was machen Sie eigentlich den ganzen Tag?»

«Dies und das, da 'nen Beitrag, da beinahe 'nen anderen, und das Telefon klingelt die ganze Zeit ...» sagte Hegel, während er an das stolze Peschkesche Salär und den Ausspruch eines freilich berühmteren Kollegen dachte: Lieber reich und gesund als arm und krank.

Peschke riß ihn aus seinen Gedanken: «Passen Sie auf ...»

Er erzählte ihm wütend eine Kurzfassung der Affäre, betonte die Rolle Dr. Borgs und verlangte: «Bringen Sie das bei der Presse in Ordnung!»

«Aber wie?» Hottah Hegel war mit seinen Gedanken längst wieder woanders, war doch Peschke weit weg und die Kohle kam per Dauerauftrag. Letzteres wurde nun aber von Dr. h. c. Peschke ins Spiel gebracht: «Dafür bezahle ich Sie. Weisen Sie darauf hin, daß der Kerl ein gesuchter Terrorist ist, machen Sie ihn madig, na, das werden Sie doch können.»

«Moment, meine anderen Telefone klingeln ...»

«Sie haben Ihre Anweisungen!» Fluchend legte Dr. h. c. Peschke auf. Leise Zweifel stiegen in ihm auf, ob es richtig gewesen war, Hottah Hegel nicht zu beseitigen, sondern sein Schweigen zu erkaufen. Er wählte eine neue Nummer. Es dauerte einige Zeit, bis der Gesprächspartner an den Apparat ging.

«Ja?»

«Läuft alles?» wollte der Aufsichtsratsvorsitzende geheimnisvoll wissen.

«Ein kleines Malheur.»

«Was – bei Ihnen auch?»

«Schon beseitigt.»

Der Gesprächspartner am anderen Ende der Leitung schien zwar zuversichtlich, Peschke hinterfragte dennoch: «Total?»

«N-nicht ganz», ward ihm denn auch die fast befürchtete Antwort.

Der Bischofsbrücker Psychiater am anderen Ende der Leitung hatte ein wenig gezögert. So fuhr Peschke Dr. Frankenstein in die Parade: «Was heißt das?»

«Ein Schnüffler – er ist in meiner Gewalt.»

«Gut!» seufzte Dr. h. c. Peschke erleichtert.

«Darf ich ihn behalten?» – Frankenstein stellte diese Frage in beinahe flehendem Ton.

«Mein Lieber ...» Peschke war diese Sache nicht ganz geheuer, aber auf den weinerlich vorgetragenen Einwand Frankensteins: «Sie haben es mir versprochen», blieb dem Pharmaboss kaum eine Wahl: «Gut. Sie dürfen ihn behalten.»

«Gut, bestens», wobei Frankenstein irre kicherte, «ein interessanter Fall. Sporttyp.»

«Weshalb ich anrufe ...»

Ja – weshalb nahm Pharmaboss Peschke Kontakt zum Modepsychiater Frankenstein auf?

# 118

Dr. Borg stand neben dem Spielfeld, auf dem die deutschen Spieler trainierten. Seine Augen waren trauerumflort – und das trotz der glänzenden Feier, die die Spieler für ihn gegeben hatten, denn er wußte eines mit Sicherheit: Peschke würde nicht einfach klein beigeben, würde zumindest seine, Dr. Borgs wahre Identität enthüllen, und dann wäre es aus mit der Nationalmannschaft, mit den Spielern, die er in kürzester Zeit schätzengelernt hatte – fast zärtlich sah er zu, wie Hans-Peter Prügel, der eisenharte Mittelfeldspieler mit dem kantigen, an einen unbehauenen Wurzelkloben erinnernden Gesicht, einen Gegenspieler ummähte, bemerkte er, wie recht der Bundestrainer mit seiner Meinung hatte, zwischen den Beinen von Verteidiger Manni Schmaltz könne man ein großes Faß durchrollen, wenn dieser die Fersen eng aneinanderpresse – kurz: fühlte er, wie schnell er mit all diesen jungen Sportlern verwachsen war. Er war so in seine Gedanken versunken, daß er gar nicht bemerkte, wie der Bundestrainer an ihn herantrat.

«Ich muß Sie gleich mal in Ruhe sprechen. Warten Sie im Schwimmbad auf mich!» sagte er. Und: «Bringen Sie Ihre Freundin mit!»

Dr. Borg war überrascht. Was wollte der Bundestrainer von ihm und Gräfin Retzlow?

«Ob er schon etwas weiß?» frug Diana Gräfin Retzlow, als sie ihren *Cuba libre* an Swimmingpool des eleganten Hotels schlürfte. Dr. Borg zuckte die Achseln. Er bestellte gleich ein Bier, als er den Bundestrainer in seiner schicken dunkelblauen Trainingshose ankommen sah.

Er freute sich: «Das kann ich brauchen!» und ließ sich schwer in den Liegestuhl fallen. «Schon *Bild-Zeitung* gelesen?» fragte er die beiden.

Gräfin Retzlow antwortete im Einvernehmen mit Dr. Borg mit leiser, pikierter Stimme: «Nein.»

Des Bundestrainers Stirn war von Sorgenfalten gefurcht, als er erklärte:

«Ich lese sie jeden Tag, gründlich. Kostet mich eine Stunde Zeit, aber man will ja informiert sein. Hier – heute hätte ich sie nicht gründlich lesen müssen ...»

Er warf den beiden die neueste Ausgabe zu. In dicken Lettern stand auf der ersten Seite zu lesen: «Gesuchter Terror-Mörder in Spanien?» mit einem kleinen Fragezeichen. Daneben zwei Bilder – eines von Dr. Borg und eines von einem etwas müde in die Kamera lächelnden jungen Mann. Die Legenden der Bilder lauteten: «Der wegen Mord gesuchte terroristische Frauenarzt Dr. Julius Borg – ist er nun hinter unseren Nationalspielern her?» und «Junger Journalist deckt Pseudonym des Terror-Doktors auf».

Hätte Dr. Borg die Gesichter aller Radio BB-Moderatoren gekannt, hätte er in dem saloppen Typ Hottah Hegel erkannt. Dr. h. c. Peschke konnte mit der Arbeit seines Pressesprechers zufrieden sein.

«Nun?» frug die junge Gräfin, deren Gesicht wieder von elfenbeinerner Blässe war, in Richtung Fußball-Bundestrainer. «Werden Sie uns der Polizei übergeben?»

Ja – würde der Bundestrainer Dr. Borg ans Messer liefern? Oder würde er ihm helfen?

## 119

Unausgesprochen stand die Frage im Raum: Was würde werden? Würde der Bundestrainer, wie es ja seine Pflicht als Staatsbürger war, Dr. Borg der spanischen und damit der deutschen Polizei ausliefern?

«Was sagen Sie dazu?» wandte sich der Bundestrainer an Dr. Borg.

«Das ist eine lange Geschichte.»

«Wissen Sie, Dr. Borg, ich komme viel mit Menschen zusammen. Viele davon sind Journalisten. Ich habe gelernt, denen zu mißtrauen. Ich glaube nicht alles, was in der Zeitung steht.»

Dr. Borg seufzte erleichtert.

«Ich glaube an den Menschen. Wenn ich einen Menschen anschaue, dann erkenne ich ihn, ein Blick in seine Seele gewissermaßen.» Des Bundestrainers Augen waren feucht geworden. «Sie sind kein Terrorist!»

«Nein», mischte sich die Gräfin ein, «das ist er wirklich nicht.»

«Lassen Sie mich erzählen ...» und Dr. Borg wollte dieses tun.

Der Bundestrainer winkte ab.

«Will gar nichts wissen. Nur eines: Ihr müßt weg hier. Hab schon mit Paul Leitner gesprochen ...»

Das war der Mannschaftskapitän der deutschen Nationalmannschaft.

«Und er erlaubt mir zu handeln, wie ich's für richtig halte. Ehe die Geschichte rum ist, müssen Sie hier weg sein. Mein Freund Oberst von Kuebel hat mir erzählt, daß heute nacht noch ein Trupp von spanischen Patrioten über die Grenze geht. Da sind Sie dabei, versteht sich.»

Dr. Borg brachte kaum ein Wort heraus, schaffte es dann aber doch: «Ich weiß nicht, wie wir Ihnen danken sollen.»

«Sie haben dafür gesorgt, daß unser Sport sauber bleibt. Das ist genug Dank.»

Dabei stand er auf und reichte den beiden die Hand.

«Schade, daß wir nicht zusammenbleiben können. Sie sind ein Mann nach meinem Herzen. Sie dürfen Jupp zu mir sagen.»

«Danke – Jupp.» Nun waren auch die Augen Dr. Borgs feucht geworden.

«Meine alte Religionslehrerin hat mir das schon immer gesagt: Der Jupp hat ein weiches Herz. Leben Sie wohl.»

Die beiden stellten ihre Gläser ab, ein letzter Blick zurück, und sie gingen. Traurig setzte sich der Bundestrainer wieder und griff zu seiner Gitarre, der er einige melancholische Weisen entlockte.

Die Gräfin, schon weit entfernt, drehte sich noch einmal zu ihm um: «Wie hieß sie, Ihre Religionslehrerin?» rief sie.

«Mutter Maria! Warum?» rief der Bundestrainer zurück.

«Nur so. Alles Gute – und Dank, Dank, Dank!»

«Mutter Maria ...» leise sprach er den Namen noch einmal. Erinnerungen tauchten in ihm auf, an damals auch, als Mutter Maria mit der Schneekugel vor ihm stand und ihm erzählte, was es damit auf sich hatte, was sie bedeutete. Gern hatte er diese Schneekugel von ihr angenommen. Jetzt wußte er weshalb. Aber das war eine andere Geschichte: Männer seines Schlages, einsam auf der Spitze des Erfolgs, konnten sich solche sentimentalen Abschweifungen nicht lange erlauben. Für ihn galt nur eines: der Erfolg – die stärkste Liga der Welt hatte sich auf dem Fußballplatz zu bewähren. Dem galt sein Sinnen und Trachten.

Würden Dr. Borg und die Gräfin aus Spanien entkommen können?

## 120

Dr. h. c. Peschke lief währenddessen wie ein Tiger in seinem im Zimmer des *Palace Hotel* in Madrid umher. Zum zweitenmal war ihm dieser Arzt jetzt schon in die Quere gekommen. Erst hatte er seine Versuche mit Contraceptil in Bischofsbrück unterlaufen – und Peschke stand nicht an, ihn überhaupt für das Scheitern der Contraceptil-Aktion verantwortlich zu machen, obwohl das entscheidene «Nein» ja von den indischen Gesprächspartnern gekommen war, die die Zahl der bei den Versuchen zu Tode gekommenen jungen Frauen nicht mehr geheimhalten wollten –, und jetzt hatte er wieder eine interessante Versuchsreihe gestoppt. Mit ihm mußte Schluß gemacht werden. Am meisten ärgerte Peschke sich darüber, daß er selber es gewesen war, der in die Falle gelaufen war. Er warf wütend seine teure Havanna in die Zimmerecke.

«Und er – ausgerechnet er! Verfolgt er mich denn immer noch?» Eine ähnliche Äußerung haben wir im Zusammenhang mit Dr. Borg schon einmal aus dem Mund des mächtigen Aufsichtsratsvorsitzenden gehört. Sollten – über die genannten geschäftlichen hinaus – etwa andere Beziehungen zwischen den beiden noch eine Rolle spielen? Beziehungen, von denen Dr. Borg nichts wußte? Es klopfte.

«Herein!»

Peschkes Sekretärin huschte herein. «Draußen sind ...»

«Ja?»

«... draußen sind zwei Männer», vervollständigte die Sekretärin.

«Zwei Herren?» verbesserte Peschke, doch die Sekretärin bestand darauf:

«Nein, zwei Männer.»

«Was wollen sie?»

«Das sagen sie nicht.»

«Wie oft hab ich Ihnen gesagt», er wandte sich wieder seinem Schreibtisch zu, «rausschmeißen, solche Kerle!»

Die Tür des Vorraums der Suite des Pharmabosses schwang auf. Zwei feiste Gestalten in Nadelstreifenanzügen mit schwarzen Borsalinos auf dem Kopf standen im Türrahmen. Sie pfiffen leise vor sich hin, als sie die Einrichtung des Zimmers sahen.

«*Madonna!*»

«*Non è povero, quest'uomo*, eh?»

«*E vero!*» meinte eine der beiden Gestalten kichernd.

«Wer sind Sie? Was wollen Sie hier?»

Peschke verstand gar nichts, zumal er offenbar der italienischen Sprache nicht mächtig war.

«*Padrone* – wir wollen Sie sprechen», präzisierte nun die andere Gestalt.

«*E una cosa importante*. Eine wichtige Sache.»

«Schmeißen Sie sie raus!» wandte Peschke sich an seine Sekretärin.

«*Attenzione, padrone* – das würde ich nicht tun. Wir haben unsere Musik dabei, *la musica*, Sie verstehen?»

«Klaviersaiten ... schöne Grüße von Don Vitello Tonnato.»

Peschke wurde leichenblaß, sammelte sich aber sofort wieder. «Gehen Sie!» sagte er leise zu seiner Sekretärin.

«Soll ich ...» fragte die Sekretärin, wurde aber von Peschke unterbrochen:

«Nein, nein, alles in Ordnung!»

Er wartete, bis das verhuschte Wesen die Tür hinter sich geschlossen hatte. Die beiden Fremden blieben unbeweglich stehen – der eine putzte sich mit seinem Stilett die Fingernägel, der andere wischte ein nicht existierendes Stäubchen von seiner Jacke.

«Also», Peschke war sowohl eingeschüchtert als auch wütend. «Was soll das Ganze? Don Vitello ist tot, das wissen Sie so gut wie ich!»

«Leider, *padrone*, und ein neuer *capo dei capi* ist noch nicht gewählt. *C è la guerra*, Sie verstehen, Krieg zwischen den Familien – *gran peccato*, sehr schade.»

«Und was hat das mit mir zu tun?»

«Wir sind *i solisti romani*, Aglio und Olio, Sie verstehen?»

«Nein», Dr. h. c. Peschke verstand nicht.

«Vielleicht sind wir für Sie, wie sagt man: *utili*», meinte Olio, Aglio assistierte mit der Übersetzung:

«Nützlich!»

«Grazie – nützlich, *padrone*.»

Was wollten die Killer der Mafia von Dr. h. c. Peschke? Warum empfing er sie überhaupt? Gab es etwa Verbindungen zwischen Peschke und der Mafia?

# 121

Die beiden Killer bedienten sich, ohne gefragt zu werden, aus der Zigarrenkiste von Dr. h. c. Gerd Rüdiger Peschke. Aglio schnupperte kennerisch an einer langen Corona.

«Toscani?»

«Havanna!» schnaubte der Pharmaboss wütend. «Also – was soll das, Ihr Besuch?»

*«Parla!»* forderte Olio Aglio auf.

«*Bene.* Also, *padrone,* die Sache ist die – Don Vitello *è morto,* in Rom, Castello Sant'Angelo ...»

«Ich weiß, weiter!» drängte Peschke.

«Wir sind ohne Arbeit, *disoccupati,* Sie verstehen?»

Olio spielte wieder mit seinem Messer.

«Und?» – Peschke wurde ungeduldig.

«Sie suchen einen guten Chauffeur? Einen guten Leibwächter? *Siamo qui!*»

Peschke zögerte. Aglio näherte seinen stinkenden Knoblauchatem den empfindlichen Nüstern des Bischofsbrücker Industriemagnaten.

«Wir könnten von Nutzen sein!»

«Wie?»

*«Il dottore!»*

«Dr. Borg?» Peschkes Stimme wurde interessierter.

*«Lui stesso!»*

Peschke zögerte noch immer. Dann frug er: «In welcher Beziehung?»

«Wir haben ihn verfolgt nach dem Tod des *capo dei capi,* in die Schweiz – wir hatten ihn fast, Sie verstehen?»

Olio vervollständigte: «In den Bergen – da war ein Mann, der hat uns verjagt, Sie verstehen?» Dabei lüfete er seinen Hut, zeigte auf eine Beule und fuhr stöhnend fort: «Ein Instrument, in der Schweiz spielt man es, *un corno,* lang und schwer – *Madonna!* Er hat damit nach mir geschlagen – und getroffen!»

«Er ist hier, *dottore,* Sie wissen es?»

«Ja. Leider», bestätigte Peschke.

«Sie brauchen zwei Diener», bot Aglio an, «zwei Diener – *allora: siamo qui.*»

«Ich weiß nicht ...»

Peschke überlegte. In seinem teuflischen Hirn entstand ein noch teuflischerer Plan. Er mußte und wollte sich an Dr. Borg rächen, das war ausgemachte Sache. Er hatte nicht gewußt wie – aber jetzt, mit Hilfe dieser zwei Profis, schien das nahezuliegen. Die beiden mußten für ihn arbeiten, das war klar, und er mußte sie auf die Spur Dr. Borgs bringen. Und vielleicht konnten sie ihm auch noch anders behilflich sein.

Aber zuerst einmal mußte er wissen: «Wer ist Nachfolger von Don Vitello Tonnato?»

Die beiden zuckten die Achseln.

«*Non so. Forse* ... Don Bistecca Fiorentina?»

«*Oppure* Don Maiale Arrosto?»

«Sie wissen, daß ich gute Geschäftsbeziehungen zu Don Vitello Tonnato hatte?»

Aglio nickte und meinte: «Geschäft ist Geschäft – Geschäft geht weiter. *La guerra* – das ist Innenpolitik, Sie verstehen?»

«Vergnügen, *compadre,* eh?» ließ sich Olio vernehmen, und Aglio bestätigte:

«Geschäft geht weiter, egal, wer *capo* wird ...»

«Dann kommen Sie mal ran – Sie können sich als angestellt betrachten.» Und Dr. h. c. Peschke entwickelte den beiden Mafia-Killern einen teuflischen Plan.

Welchen Plan entwickelte Dr. h. c. Peschke den beiden Mafia-Killern? Wie gefährdet waren Dr. Borg und die Gräfin?

«Bei Franco war alles besser!» sagte der Anführer des Trupps der Schmuggler und spuckte ins Feuer. In den Pyrenäen werden auch im Sommer die Nächte kalt. Pablo hieß der pittoreske kleine Mann, Mujer seine Frau – die Namen der anderen Mitglieder kannte Dr. Borg nicht.

«Demokratie! Hombre! Unsinn!» Pablo spuckte erneut aus und monologisierte weiter: «Gute Freunde in anderen Ländern, das ist wichtig!»

Schweigsam brachte Mujer eine gewaltige *paella* und einen riesigen Krug *sangria*, Pablo aber ließ sich nicht unterbrechen: «Vor allem in Deutschland – viele Freunde!»

Er prostete den beiden Gästen zu. Dr. Borg und die Gräfin, so plötzlich zu Zeugen von Dingen gemacht, denen sie wirklich nicht nahestanden, wirkten etwas verloren.

Nun kam Pablo auf einen gemeinsamen Bekannten zu sprechen: «Großer Mann, der Oberst von Kuebel! Wirklich! *Hombre!*»

«Sei freundlich!» flüsterte die Gräfin angstvoll Dr. Borg ins Ohr, aber diese Warnung war unnötig.

Pablo sah zu kriegerisch aus, um sich mit ihm anzulegen. Im Hintergrund des Lagers begann jemand traurig und laut zu singen. Pablo erklärte: «Ein lustiges Lied, es singt vom Tod der Mutter!»

«Wir sind müde, Pablo.»

«Ihr wollt nicht an unserer fiesta teilnehmen?» Pablo war enttäuscht.

Die Gräfin aber wiederholte: «Wir sind müde, und wem die Stunde schlägt, der muß schlafen!»

Dr. Borg pflichtete ihr bei: «Auch in einem anderen Land! Schließlich wollen wir noch über den Fluß und in die Wälder!»

«Wo können wir schlafen?»

«Habt ihr», fragte Pablo, «keinen Schlafsack dabei?»

«Haben», flüsterte die Gräfin, «und Nichthaben ...»

Pablo wies auf einen alten Schlafsack unter einer Pinie: «Das wird gehen ...»

«Nur einer?» fragte schüchtern die Gräfin.

«Hier in den Bergen», erwiderte Pablo, «haben schon andere in einem einzigen Schlafsack übernachtet!»

Dr. Borg konnte sich nicht erklären, wieso der alte Mann so ernst geworden war ...

«Der alte Mann und das mehr, äh, das mir ...» irgend etwas war in Dr. Borgs müdem Kopf durcheinandergeraten. Die beiden krochen in den Schlafsack, und während die restlichen Schmuggler weiterfeierten, schliefen beide traum- und sündlos in den neuen Morgen.

«Auf, *señorita*, auf, *señor!* Es ist Morgen!»

Pablo weckte sie unsanft. Mujer hatte schon Kaffee gemacht.

«Wir wollen weiter. In einer Stunde sind wir über der Grenze!»

«Und was holt ihr von dort?» frug der junge Arzt verschlafen, während er versuchte, mit einem Finger und einer Wurzel, die ihm Mujer gewiesen hatte, sich die Zähne zu putzen. Reinlich wie er war, konnte er ohne das nicht sein, schon als Kind hatte seine Mutter ihn ständig dazu angewiesen, und die Bilder kariesbehafteter oder paradontosebefallener Zähne hatten ihn in seinem Glauben bestärkt, damit etwas für sein leibliches Wohl zu tun.

«Was werden wir holen, *hombre*!» Pablo guckte wild in eine unbestimmte Ferne.

«Waffen für den Kampf!»

«Für den Kampf?» fragte Dr. Borg, während er sich weiter die Zähne putzte.

«Für das große Spanien, *hombre*!»

«Und woher holt ihr die?» rief ihm Dr. Borg nach, als Pablo sich entfernte.

«Woher wir die holen? Wir haben Freunde – wie Oberst von Kuebler, *hombre*!»

Da war Dr. Borg ja in schöne Gesellschaft geraten! Würde er aus diesem Kreis von Rechtsextremisten wieder herausfinden?

## 123

«Sie müssen sehen, *hombre*», Pablo redete eindringlich auf Dr. Borg ein, «da gibt es auch in Ihrem Land Leute, die Patrioten sind, *verdad?*» «Auch Leute in Uniform, wie heißt Ihre Armee?»

«Bundeswehr.»

«Richtig. Und die verkaufen Waffen, *verdad, hombre*, auch an andere, auch an uns, *verdad*? In Frankreich nehmen wir diese Waffen in Empfang. Und Leute, *hombre,* die bei uns lernen wollen.»

Dr. Borg erschauerte. «Leute?»

«*Claro*. Leute, die bringen wir nach Afrika, nicht wahr, nach Libyen oder Algerien, oder wir arbeiten hier mit ihnen, die lernen wollen, wie man die Waffen bedient, die wir bekommen.»

Dr. Borg war sprachlos. Eine weitverzweigte Organisation also sichtlich, die ihre Waffen aus Bundeswehrbeständen bekam, verkauft von charakterlosen Soldaten oder gar – nein, daran mochte er nicht denken: Offizieren – und die dann zentral ausgebildet wurde, in arabischen Ländern oder in Spanien – eine Internationale des Rechtsterrorismus.

«Wir haben auch Italiener dabei, aber die taugen nicht viel!» Pablo spuckte damit die allgemeine spanische Abneigung gegen Italien aus. «Die Deutschen – das sind die Besten! Also auf, *hombre,* wir müssen weiter!»

Gräfin Retzlow lächelte, als Dr. Borg ihr aufgeregt von seinen neuen Erkenntnissen erzählte.

«Hast du das nicht gewußt?»

«Nein, ich glaubte, dergleichen gebe es bei uns nicht mehr, ich dachte, wir hätten aus der unseligen Vergangenheit gelernt!»

Der Ausdruck, den die Gräfin auf diese Antwort gebrauchte, war ganz ungräflich und gab Dr. Borg lange Stoff zum Nachdenken. Gegen Abend waren sie an der französischen Grenze. Pablo befahl Halt und rief seine Leute zusammen.

«Frasquita, Mercedes, Carmen, ihr geht vor und schaut nach, ob die Luft rein ist», befahl er, «es sind nur ein paar Zöllner an der Grenze!»

Die drei Mädchen wollten sich lachend auf den Weg machen, da stürzte sich ein zerlumpter Geselle aus dem Haufen der Schmuggler auf eines der Mädchen und versuchte sie zurückzuhalten.

«Du bist mein, Tochter der Hölle!» brüllte er immer und immer wieder, aber die anderen trennten die beiden. Verzweifelt warf sich der junge Schmuggler zu Boden und brach in Weinen aus. Immer wieder küßte er eine Blume, die er aus der Brusttasche seiner Jacke hervorholte.

«Das macht er jedesmal!» erklärte Pablo.

«Carmen ist seine Freundin, sie hat ein Verhältnis mit einem Stierkämpfer – keine große Sache, *hombre,* der besorgt uns Freikarten –, aber José ist furchtbar eifersüchtig! Er droht dauernd, Carmen zu ermorden, aber er traut sich doch nicht!»

Das ständige Ausspucken war wirklich eine widerliche Angelegenheit von Pablo, befand die Gräfin und rückte ein wenig von ihm ab. Pablo bemerkte das nicht.

«Die Liebe stammt eben von Zigeunern, *hombre,* José ist ein Navarrese, die sind halt so. Wir rasten und warten, wenn die Mädchen zurück sind, können wir über die Grenze gehen!»

Wird der Gräfin und Dr. Borg die Flucht gelingen, obwohl die Mafia und die Polizei auf ihren Fersen sind?

## 124

Einige Flaschen billigen Riojas kreisten. Auch Dr. Borg und Gräfin Retzlow bekamen einen kräftigen Schluck ab. Pablo wischte sich den Mund ab. Schmatzend verkündete er: «Bald ist es soweit, *hombre.*»

Dr. Borg war interessiert daran, mehr über die Schmuggler zu erfahren, er dachte bei sich, die Gelegenheit sei günstig, den alten Mann auszufragen.

«Für wen sind die Waffen, die ihr besorgt?»

Pablo lachte: «Für die richtigen Leute, *hombre.*»

«Zum Beispiel?» bohrte Dr. Borg weiter.

Pablo aber antwortete sybillinisch: «Es gibt noch Männer in Spanien.»

«Wie Tejero?»

Pablo schaute die Gräfin, die sich da unvermittelt und ohne gefragt zu sein in ein Männergespräch hineinmischte, scharf und durchdringend an. Den Namen des Offiziers, der in der Cortes, im Parlament, versucht hatte, gegen die demokratische Regierung gewaltsam zu putschen, hörte er aus ihrem Mund sichtlich nicht gern. Aber sie war ja eine Ausländerin, so bequemte er sich zu sagen: «Zum Beispiel Tejero. Für viele von uns ist er ein Held. Und es gibt andere Helden.»

«Tejero sitzt im Gefängnis», warf Dr. Borg ein.

«Was ist ein Gefängnis, *hombre*? Er kann kommen und gehen, wann er will. Er hat Besuch, wann er will. Er ißt besser als in seiner Kaserne. Er empfängt wichtige Leute. Also – was ist ein Gefängnis?»

Dabei lachte Pablo sardonisch.

Dr. Borg vermochte es immer noch nicht zu glauben: «Wichtige Leute?»

«Freunde. Auch aus fremden Ländern.»

«Aus Deutschland?» fragte die Gräfin schon wieder ungefragt.

«*Quién sabe?* Auch in Deutschland gibt es – Patrioten.»

Der Gräfin wurde immer klarer, daß sie hier in eine Gruppe von spanischen Falangisten geraten waren, und sie befürchtete, es werde noch schlimmer kommen ...

«Auch haben wir gute Freunde bei den Amerikanern. Sie sind an einigen Stellen stationiert, es gibt Konsulate, Botschaften – sie sind früher zufriedener mit Spanien gewesen, als der Generalisimo noch lebte. Heute haben sie sogar seinen Namen getilgt.» Pablo spuckte aus und fuhr ruhiger werdend fort: «Es wird bald wieder besser werden – das nächste Mal sind wir klüger.»

Er stand auf und blickte sich um. Mit lauter Stimme gab er

seinen Untergebenen Anweisungen, sein Ton war militärisch und bestimmt.

Die Gräfin flüsterte Dr. Borg zu: «Putschisten – Pablo ist sicher ein Soldat, kein normaler Schmuggler!»

Der junge Arzt wollte etwas erwidern, wurde aber durch die Rückkehr der drei Mädchen unterbrochen. Sie wurden lauthals von den Schmugglern begrüßt, sagte etwas, was Dr. Borg nicht verstand, und zeigten auf das Unterholz. Pablo nickte und wandte sich Dr. Borg: «Sie haben Glück, *hombre*. Da kommt ein Landsmann von Ihnen. Ein Patriot!»

Aus dem Schatten des Waldes trat der Neuankömmling, ein schmächtiger Mann, blaß, in eine schwarze Lederjacke gekleidet, mit fiebrig glänzenden Augen, einem neurotischen Zucken um die Augenwinkel, einem schmalen Mund und kurzgeschorenem Haar. Er sah sich leicht gehetzt um, schlug die Hacken zusammen und hob die rechte Hand zum Hitlergruß empor.

In was für eine Gesellschaft waren Dr. Borg und die Gräfin jetzt geraten? Dem Glück, geliebt zu werden, gleicht kein ander Glück auf Erden; wird es endlich auch Dr. Borg und Gräfin Retzlow beschieden sein, hienieden glücklich und nicht mehr flüchtig sein zu müssen? Welche Irrungen und Wirrungen werden noch durchstanden werden müssen, bis das alles endet?

FORTSETZUNG FOLGT

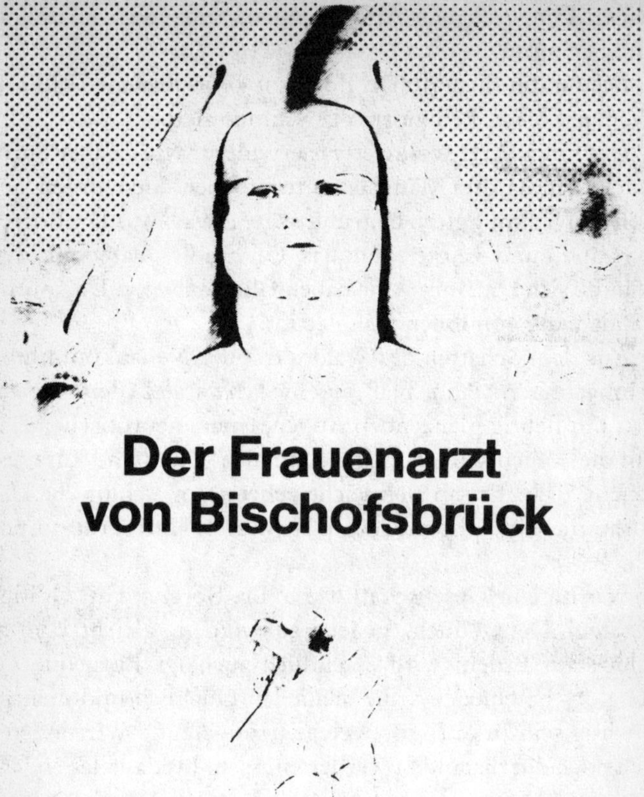